LE VRAI ET LE FAUX MAGNÉTISME

SES PARTISANS — SES ENNEMIS

LE VRAI ET LE FAUX

MAGNÉTISME

SES PARTISANS — SES ENNEMIS

Thèse présentée à la *Société de Magnétisme de Paris*, pour l'obtension du titre de membre titulaire; précédée d'un Avant-Propos sur le **Fluide Magnétique**; suivie d'**Aphorismes** ou **Opinions** de soixante Docteurs-Médecins, Praticiens, Prêtres et du Pape, sur le Magnétisme et le Somnambulisme; et de **Notions** sur l'origine du magnétisme, sur la Société de magnétisme et sur un projet de Dispensaire, etc., etc.

PAR CHARLES HUE

Ex-Rédacteur-Gérant de *la Prospérité agricole et commerciale* et du *Journal de Fécamp*

PRIX : 2 FRANCS

AU PROFIT DU PROJET DE DISPENSAIRE MAGNÉTIQUE

EN VENTE :

A PARIS, CHEZ GERMER-BAILLIÈRE, ÉDITEUR
Rue de l'École-de-Médecine, 17

AU BUREAU DE *L'UNION MAGNÉTIQUE*, RUE RODIER, 17

ET A FÉCAMP, CHEZ L'AUTEUR, RUE DU BAIL, 20

1865

A MONSIEUR GASTON FAVIÉ

A vous, mon très-cher et meilleur ami, qui m'avez initié au magnétisme.

A vous, généreux philanthrope, qui consacrez vos loisirs à l'étude de la médecine, et à la pratique du magnétisme, pour soulager l'humanité.

A vous, Gaston Favié, je dédie le résultat de mes réflexions et de mes lectures, avec la pensée que mon opuscule servira à la défense et à la propagation de la doctrine de Mesmer.

CH. HUE.

AVANT-PROPOS

LE FLUIDE MAGNÉTIQUE

Des savants ont reconnu que l'homme possède en lui une électricité qui circule dans tout l'appareil nerveux.

C'est cette électricité subtile, invisible et impondérable, contestée par d'autres savants, qu'on appelle FLUIDE MAGNÉTIQUE, FLUIDE NERVEUX OU FLUIDE VITAL, qui est employée pour la guérison d'un grand nombre de maladies.

La magnétologie, mot si heureusement appliqué par M. Bauche, vice-président de la Société de magnétisme de Paris, pour désigner la science magnétique, la magnétologie, dis-je, consiste à connaître la nature de ce fluide, ses différentes propriétés et les résultats de son action.

L'homme agit magnétiquement par la volonté ou l'intention, au moyen du fluide qui l'anime. Il peut exercer son action sur lui-même, sur son semblable, sur les animaux et sur les végétaux.

Le fluide magnétique animal n'étant point lumineux et visible comme l'électricité, il ne produit pas sur la nature inerte des effets marqués et manifestés à la vue comme le fluide de l'aimant ordinaire, mais on peut également le déposer sur une substance ou un objet quelconque, pour servir d'auxiliaire dans différentes applications.

Cette émanation nerveuse est douée d'un grand pouvoir d'assimilation, d'un antagonisme prononcé ou d'une complète neutralité.

L'action du magnétisme produit diverses crises dites salutaires, qui dénotent un travail actif de la nature.

La plus étonnante et la plus intéressante de ces crises est le *somnambulisme magnétique*.

Cette crise, qui est souvent confondue avec l'action magnétique, n'est pas nécessaire pour la guérison des maladies, comme on le croit généralement.

Le vrai somnambule magnétique présente une multitude de phénomènes qui passeraient pour fabuleux, si l'authenticité et la multiplicité des mêmes faits n'étaient parvenus à les prouver.

Le somnambulisme magnétique produit, dans l'homme et d'une manière bien sensible, *un sixième* sens bien plus exquis et plus sûr que les cinq autres, qu'il n'exclut point. On peut le regarder comme le *toucher intérieur*, comme un sens qui affecte, pénètre tout l'intérieur du corps humain. Ce sixième sens bien développé paraît ne se tromper jamais sur ce qui tend au bien moral, au bien général et au bien-être physique, et tout somnambule qui pourra parler, indiquera, s'il est malade, les vrais moyens de le guérir; de même qu'il peut faire connaître les remèdes nécessaires pour guérir ceux qui seront mis en communication avec lui.

Ces principes, généralement adoptés par les magnétiseurs et les somnambules, j'ai voulu les vérifier par moi-même. J'ai fait des expériences nombreuses, variées, avec toutes les précautions que réclame la magnétologie; je n'ai rien donné à l'imagination ou à l'enthousiasme; je n'ai cherché que la vérité, et j'ai recueilli de nombreuses preuves sur des faits qui prouvent l'existence et la puissance du magnétisme et particulièrement les facultés presque surnaturelles du somnambulisme.

Mon intention n'est pas de démontrer cette existence et cette influence; je n'ai voulu, par ce préambule fait après la présentation de ma thèse à la Société de magnétisme de Paris, que donner une idée de ce qu'est le magnétisme, de ce qu'il produit et de ce qu'on peut en obtenir.

Si l'on me demande quels sont mes titres à infirmer les témoignages de célébrités qui nient ces phénomènes, — je n'en ai point, mais j'ai des preuves, ce qui est préférable.

Ch. Hue.

LE VRAI ET LE FAUX MAGNÉTISME

SES PARTISANS — SES ENNEMIS

THÈSE PRÉSENTÉE A LA SOCIÉTÉ DE MAGNÉTISME DE PARIS, POUR L'OBTENTION DU TITRE DE MEMBRE TITULAIRE

« La gloire de Mesmer n'est pas d'avoir inventé ou ressuscité ce magnétisme qui a fait tant de bruit à sa naissance : son plus beau titre est d'avoir ramené à des causes naturelles un ordre de phénomènes qui, avant lui, était rapporté à des causes surnaturelles ou extra-naturelles. » — A. BAUCHE, *vice-président de la Société de magnétisme de Paris.*

« Le doute est une preuve de modestie, et il a rarement nui au progrès des sciences. On ne pourrait pas en dire autant de l'incrédulité. Celui qui, en dehors des mathématiques pures, prononce le mot impossible, manque de prudence. La réserve est surtout un devoir quand il s'agit de l'organisation animale.

« Le somnambulisme ne doit pas être rejeté *à priori*, surtout par ceux qui se sont tenus au courant des derniers progrès des sciences physiques. J'ai indiqué des faits, des rapprochements dont les magnétiseurs pourraient se faire une arme contre ceux qui croiraient superflu de tenter de nouvelles expériences ou même d'y assister. » — ARAGO.

Le magnétisme, après avoir été, comme toutes les découvertes utiles, l'objet de dénégations passionnées, est aujourd'hui considéré comme un fait réel quant à l'ensemble des phénomènes qui le caractérisent.

Bien des personnes le pratiquent et le professent, chacun à sa manière.

Les uns, c'est avec cette grandeur d'âme qu'il convient d'appliquer à tout ce qui est noble, imposant et sérieux, uniquement pour faire le bien, tantôt dans l'intérêt de la science, tantôt dans un but de guérison. S'ils obtiennent un sommeil lucide, ils s'en servent pour le diagnostic et la thérapeutique des maladies; ils s'en instruisent, ils ne s'en amusent pas.

Les autres, c'est avec légèreté, ignorance ou par trafic. Ils ne s'occupent du magnétisme que pour obtenir le somnambulisme, dont ils font un objet soit de divertissement, soit de spéculation, quand ils n'emploient pas cette faculté à des manœuvres coupables.

Les premiers, hommes honnêtes et généreux, ne craignent pas de braver le ridicule qui est toujours déversé sur les novateurs, pour obéir à la voix de leur conscience et pour remplir un devoir d'humanité. Leurs observations sont faites en silence, avec simplicité, avec prudence : ils se contentent d'avouer leur croyance quand on les interroge sur ce sujet. Attachés à une bonne doctrine, ils ne font jamais de vains essais; leurs moyens sont d'accord avec les principes de la physiologie; enfin, en publiant le fruit d'une expérience consommée, ils défendent et propagent une des plus belles découvertes des temps modernes.

VOILA LE VRAI MAGNÉTISME.

Les seconds, enthousiastes bruyants ou charlatans, ne se servent du magnétisme que pour produire des phénomènes étonnants, merveilleux peut-être, mais sans aucune utilité. — Ce magnétisme, on le voit partout : dans les salons, dans les foires, dans certains cabinets de somnambules *extra-lucides* quand même. — Ne trouvant dans cette pratique qu'un moyen de satisfaire leur curiosité, leur intérêt, ou de s'attribuer un pouvoir surnaturel, ils ne s'inquiètent pas si cet agent, qui peut faire le bien ou le mal, selon la direction qu'on lui donne, sera efficace ou jettera la perturbation en causant une désorganisation physique ou morale. En exposant le magnétisme au ridicule, ils en éloignent les gens sérieux et fournissent des armes à ceux qui le regardent comme dangereux. Ils lui font ainsi plus de mal que la médisance.

VOILA LE FAUX MAGNÉTISME.

Que résulte-t-il de cet état de choses?

C'est que l'homme savant, consciencieux et honnête est confondu avec tous ces spéculateurs de la crédulité publique : aussi tant que le magnétisme sera livré aux manœuvres du charlatanisme, il sera dénié, ridiculisé et repoussé par ceux qui ne le pratiquent pas sérieusement et par ceux qui n'ont pas joui de ses bienfaits. Cette situation anormale subsistera longtemps, car la période de curiosité dure encore et malheureusement celle de l'observation ne fait que commencer.

Malgré les tentatives faites auprès des corps savants par le docteur Mesmer, qui, en 1775, rendit publique, par ses écrits, la manière de diriger à volonté par des moyens faciles, le fluide qui met nos nerfs en action, et par là leur procure celle dont ils ont besoin, soit pour la conservation de la santé, soit pour la guérison des maladies; malgré les vaillantes luttes des d'Eslon, Bruno, Berna, Pigeaire, de Puységur, Deleuze, Husson, Aubin Gauthier, Frappart, Rostan, Du Potet, Charpignon, Foissac, Teste, Comet, médecins ou praticiens émérites; malgré l'avis et le rapport favorable d'une commission académique; malgré les protestations et les réclamations de plusieurs académiciens, le magnétisme n'a pu conquérir officiellement le droit de science.

Dans sa séance du 15 juin 1842, à la suite d'une discussion véhémente et passionnée et par une contradiction inexplicable, l'Académie s'est refusée à admettre ce que les académiciens du Nord ont reconnu être un agent thérapeutique. — Si, au moins, elle avait démontré la fausseté des faits attestés par sa commission, mais non, rien n'a été attaqué, ni contesté, ses procès-verbaux en font foi; c'est au milieu des cris d'une cabale, que l'Académie a décidé qu'elle ne s'occuperait plus de cette question.

Si la science ne s'était jamais trompée, cette décision pourrait peser dans la balance de l'esprit public; mais l'expérience a prouvé le contraire, et le temps se charge de réformer tous les jours ses jugements téméraires. Pour n'en rapporter qu'un exemple, n'est-ce pas sur un rapport académique, que la France doit d'avoir été privée de l'initiative de la vapeur, par suite de la déclaration de ce corps savant, *que ce système était une rêverie impraticable et qu'il n'y avait pas lieu de s'en occuper.*

La vertu curative du magnétisme, quoi qu'en disent ses antagonistes, est un fait aussi bien prouvé en France qu'en Allemagne, où il se pratique officiellement. Cette faculté n'est donc pas une utopie, mais une vérité qui préoccupe les esprits. Si nous en cherchons les preuves, nous les trouvons dans les nombreuses publications qui traitent la question et dans cette réunion de docteurs-médecins, de magistrats, de députés, de fonctionnaires publics, d'avocats, d'hommes de lettres, etc., qui ont fait partie et composé les diverses sociétés de magnétisme établies à Paris; hommes généreux et désintéressés qui se livrent à l'étude, à la pratique et à la propagation du magnétisme. Ce n'est donc pas quelques enthousiastes qui donnent des théories ou qui racontent des faits, ce sont des savants d'un ordre élevé dont le défaut n'est sûrement pas d'être crédules.

Du reste qu'on lise l'histoire; on y verra que toutes les découvertes, les inventions, ont été rejetées d'abord, critiquées ensuite, puis admises. Le magnétisme suivra la même marche, parce que la véritable opinion sait s'incliner devant l'évidence de preuves incontestables.

Je vais maintenant donner un aperçu de la situation actuelle de la magnétologie en France.

OPINION EN GÉNÉRAL : Du Public, des Médecins, du Clergé, de la Magistrature, des Philosophes et des Écrivains, sur le Magnétisme.

LE PUBLIC

La majorité du public nie l'action médicatrice du magnétisme, parce qu'elle n'a formé son jugement que d'après ce qui se passe sur la place publique.

Une partie croit à l'existence de cette faculté, pour avoir entendu des hommes sérieux et de bonne foi lui rapporter des faits, mais elle la regarde comme une science mystérieuse connue de ses partisans seulement.

Une autre partie, qui lui doit sa guérison, croit à son efficacité; mais le nombre en est minime, en province surtout. Il n'en est pas de même à Paris, où ses adeptes parmi le peuple sont nombreux et augmentent tous les jours, grâce à la propagande des diverses *Sociétés de magnétisme* établies successivement dans la capitale, qui ont formé un grand nombre de praticiens.

Le surplus du public, comprenant les sceptiques, les esprits faux et les grands parleurs, s'en moque, et réunit contre la magnétologie tous les sarcasmes et toutes les injures qu'il peut trouver dans les écrits de ses adversaires.

Le cadre que je me suis tracé ne comporte pas la nécessité de prouver l'existence ou l'utilité de cet agent, je n'essaierai donc pas de réfuter les opinions de ces opposants.

Aux personnes qui désirent faire le bien, mais qui n'ont pas de connaissances pour y parvenir et qui n'attendent, comme je l'ai fait, qu'une occasion pour essayer et pour réussir, à celles-là je dirai : lisez, étudiez, et quand vous aurez acquis l'expérience que donne la pratique, vous serez convaincues que le magnétisme, qui a pour base une action naturelle dénuée de mystère, ***est tout simplement une faculté donnée par Dieu à l'homme d'agir par une influence salutaire sur son semblable.***

LES MÉDECINS

Ceux qui sont imbus des préceptes de l'Académie de médecine, ou qui sont dans l'ornière de la routine, haussent les épaules avec dédain quand on leur parle du magnétisme, qu'ils traitent de jonglerie.

D'autres, et c'est le plus grand nombre, devenus obstinés par amour-propre, refusent tous les moyens de s'éclairer, dans la crainte d'être forcés à un aveu qui humilierait leur science personnelle. Ceux-ci marchent fidèlement sur la trace de leurs prédécesseurs : ne les avait-on pas vu s'élever avec le même acharnement contre le célèbre Harvey? Avant eux, n'avait-on pas vu rejeter l'usage de l'antimoine, de l'émétique, du quinquina? Et même, de nos jours, sont-ils parfaitement d'accord sur les avantages et la pratique de l'inoculation?

Après avoir admis et reconnu la présence d'une active et pénétrante électricité dans les minéraux et dans les végétaux, après l'avoir également reconnue dans les animaux, tels que la torpille, l'anguille de Surinam, le chat domestique, et tant d'autres qui en offrent la manifestation, on est étonné, dit avec juste raison le marquis de Puységur, de la résistance de certains savants à l'admission de cette même électricité dans l'homme; car ce n'est enfin que cet universel agent, dont les magnétistes peuvent disposer au gré de leur volonté.

Si les phénomènes résultant du magnétisme de l'homme étaient reconnus officiellement, il est certain que beaucoup de théories, de sciences actuellement adoptées, devraient disparaître ou au moins être considérablement rectifiées, et l'amour-propre laisse bien rarement à l'esprit la liberté d'entrevoir avec calme un semblable résultat.

L'homme a-t-il la faculté d'accélérer ou de renforcer en lui son principe ou l'électricité vitale, et d'en diriger l'émission sur son semblable et sur les corps inertes, non-seulement au gré, mais selon sa volonté? La solution de cette question ne peut être résolue par le moyen ou à l'aide d'aucune des théories explicatives ou démonstratives des sciences actuelles; c'est une observation à faire, un nouveau fait à constater et *dont l'expérience seule peut convaincre de l'existence.*

Malgré les opposants dont nous venons de parler, il y a aujourd'hui une médecine magnétique qui est exercée non-seulement en Europe, en Amérique, mais dans presque toutes les parties du monde : les moyens d'action diffèrent seuls. En ce qui concerne la France, dont nous nous occupons uniquement, il nous est facile de prouver la pratique de cet agent médical : 1° par la création des Sociétés de magnétisme, dont la première a été formée en 1815, la deuxième en 1840, la troisième en 1844, la quatrième en 1847 ; enfin, celle qui existe aujourd'hui sous le titre de *Société de magnétisme de Paris;* 2° par les nombreuses cures qui sont consignées dans les journaux et les ouvrages qui traitent la question; 3° par les traitements faits chez eux ou à domicile par les disciples de Mesmer; 4° enfin, par les trois mille deux cent quarante et une magnétisations, effectuées gratuitement l'an dernier au Dispensaire de la *Société de magnétisme de Paris*, sur des individus de tout âge, des deux sexes.

A côté de ces médecins dénégateurs et entêtés, il s'est élevé et il s'élève chaque jour une fraction imposante du corps médical, qui, plus lente à juger, a voulu approfondir, et qui est devenue elle-même le défenseur de cette doctrine, non-seulement par la pratique, mais encore par des écrits. — On y remarque en premier lieu, outre le célèbre Mesmer, le docteur Deslon, membre de la Faculté; ensuite, MM. Leroux, Magendie, Guersent, Laennec, Gueneau, de Mussy, Thillaye, Marc, Itard, Fouquier, Husson, chargés du rapport à l'Académie; puis, MM. Rostan, Cloquet, Filassier, Du Planty, Teste, Cornet, Louyet, Huguet, Hébert, Léger, Penoyée, de Séré, Castle, Chapelain, Bachelay, Dumey, Hayère, Ratel, docteurs en médecine, à Paris; Charpignon, à Orléans; Kuhnholtz, à Montpellier; Ordinaire, à Mâcon; Perrier, à Caen; André, à Cannes; Jobert, à New-York; Cazara, Manca-Addis et Gatti, à Turin; Comellas, à Valence; Conor, à Tremblay; Cessens, à Turin; Cricca, à Smyrne; Cruxent, à Barcelone; Elliotson, à Londres; Vandoni, à Milan; tous docteurs-médecins; enfin, les magnétistes émérites tels que le marquis de Puységur, Deleuze, Aubin Gauthier, le comte Brice de Beauregard, le docte baron Du Potet, La Fontaine, Bauche, etc., etc., car si nous voulions d'autres noms nous pourrions inscrire les deux cent soixante-huit membres magnétiseurs que compte la Société de Paris. Ces noms d'hommes savants et sérieux, les expériences publiques et les guérisons obtenues, prouvent surabondamment que le magnétisme n'est point une utopie.

Telle est en général la position du corps médical vis-à-vis la doctrine mesmérienne : pour les uns, elle n'existe pas; pour les autres, elle est un moyen thérapeutique actif et énergique, qui est appelé à prendre rang parmi les plus précieux.

« Le jour où un médecin, a dit M. Bauche, vice-président de la Société de magnétisme de Paris, dans son discours prononcé à l'occasion de la fête de Mesmer, le jour où un médecin, ne craignant plus le ridicule, sera fier, au contraire, d'adjoindre le titre de magnétiste à son titre de docteur en médecine, dût-il avoir sous sa direction des hommes chargés d'appliquer le magnétisme, devenu l'auxiliaire, le complément indispensable d'un traitement médical, ce jour-là serait un beau jour pour l'humanité, et le progrès se fera de lui-même.

« Beaucoup de médecins ont foi au magnétisme, une fausse honte les empêche de l'avouer ; beaucoup font du magnétisme et n'en disent rien : ne les en blâmons pas, ils savent qu'ils compromettraient leur carrière s'ils ne se cachaient pas.

« Il faut tant de courage pour braver les préjugés que tous, tant que nous sommes, nous mollissons sur ce point dans l'intérieur même de nos familles.

« Mais enfin, ici et hors de cette enceinte, il y a, Dieu merci ! des hommes qui ne craignent pas de rompre en visière avec les errements d'une école qui, en dehors de ses connaissances acquises, croit qu'il n'y a plus rien. »

Lorsqu'on réfléchit sur le temps qui s'est écoulé avant que les hommes puissent croire à la circulation du sang, on ne peut s'étonner de les voir si longtemps se refuser à admettre non-seulement la circulation en eux d'un fluide bien plus subtil et bien moins apparent que le sang, mais encore à la faculté qu'ils ont plus ou moins d'en faire l'émission à leur volonté. Du reste, que de théories médicales, aujourd'hui les mieux assises, ont donné lieu en naissant à des débats prolongés ! que de médicaments tour à tour proscrits et recommandés ! que de choses, en effet, universellement reconnues pour des vérités qui eussent autrefois paru ridicules et plus dignes de risée que d'attention !

Les vrais savants doivent avoir constamment sous les yeux ces deux beaux vers :

Croire tout découvert est une erreur profonde,
C'est prendre l'horizon pour les bornes du monde.

LE CLERGÉ

Quand le soleil fut couché, tous ceux qui avaient des malades les lui amenèrent et il les guérit en leur imposant les mains.

Évangile selon saint Luc, ch. IV, v. 40.

Ceux qui croiront en moi imposeront les mains aux malades et ils seront guéris.

Saint Marc, ch. XVI, v. 18.

Certains prêtres prohibent l'emploi du magnétisme comme ayant un caractère surnaturel en dehors de leurs croyances, et aussi parce qu'ils ne peuvent du premier coup d'œil l'embrasser dans tous ses résultats.

Cette prohibition jette le trouble dans les esprits religieux, mais faibles et timorés, et les détournent de la pratique.

Il y a pourtant bien des choses que l'on ne peut comprendre en faisant appel à sa seule raison, et que cependant il faut accepter comme l'expression de la vérité. — Comprend-on, par exemple, *à priori*, l'art que possède l'abbé Paramelle de découvrir des sources dans des lieux où l'on n'en avait jamais soupçonné l'existence? Faut-il donc, parce qu'une chose résiste à la première intuition de l'intelligence, prononcer une condamnation rigoureuse?

Ces prêtres, aveuglés par des préjugés ou guidés par un esprit de prudence que leur conseille leur saint ministère, se trouvent en contradiction avec la cour de Rome, qui n'a rien vu dans le magnétisme qui fût contraire à la foi et aux bonnes mœurs. Il est vrai qu'elle y met certaines conditions assurément pleines de sagesse et de prudence, mais elles n'ont aucun rapport avec les actes magnétiques.

Que ces prêtres consultent : 1° une décision de la Congrégation générale de l'Inquisition, du 23 juillet 1840; 2° la *Théologie morale à l'usage des curés et confesseurs*, de Mgr Gousset, archevêque de Reims, ouvrage très-remarquable qui intéresse tous les chrétiens, en ce que Sa Grandeur a consacré quelques pages à l'emploi du magnétisme; 3° la théologie de Mgr Bouvier, évêque du Mans, où il est rendu justice au fondateur de la nouvelle doctrine; 4° les sermons de l'abbé Lacordaire, à Notre-Dame de Paris, et les leçons de l'abbé Caupert, professeur de théologie; ils verront qu'un confesseur doit tolérer l'usage du magnétisme, que ces illustres prélats et prêtres regardent comme un remède naturel et utile, pourvu qu'on ne se permette rien qui puisse blesser la modestie chrétienne et la vertu.

Les livres saints nous donnent quelques explications sur les effets magnétiques inexpliqués jusqu'à ce jour, et que notre intelligence ne peut pénétrer.

M. Ferdinand Barreau, qui n'est point engagé dans les ordres, mais dont les sentiments sont tout à fait religieux et catholiques, explique ainsi ces phénomènes dans son ouvrage sur *le Magnétisme humain en cour de Rome* :

« Aussitôt que le monde fut créé, Dieu témoigna à l'homme ses libéralités infinies en lui concédant la puissance de commander à toute la création, et avec son libre arbitre il lui donna la science de faire servir tous les êtres terrestres à son bonheur. Le premier homme possédait donc le pouvoir et la connaissance du commandement sur la nature entière. Mais en descendant de l'état de grâce où il était placé, il fut aussitôt privé de la puissance intégrale de tous ces dons intellectuels et de tous les bienfaits terrestres qu'il avait reçus de la main libérale de son Créateur. Ce fut dans ces circonstances que, selon la Genèse, III, 21, *Dieu fit deux tuniques de peau, l'une pour Adam et l'autre pour Ève.*

« L'opinion de saint Augustin et d'Origène sur ce qu'on doit entendre par ces tuniques de peau, pourrait faire penser que ce n'était point un vêtement ordinaire, mais bien un voile mystérieux qui priva l'homme de l'entière puissance de son pouvoir et de sa sagesse primitifs jusqu'après sa mort, moment de la dissolution de sa prison terrestre. Cette tunique, œuvre de Dieu, aurait donc servi à le priver de la faculté d'exercer pleinement ses belles prérogatives, mais elle ne les lui aurait pas enlevées. Voici, au reste, ce qu'en a écrit le grand docteur saint Augustin : *Vous savez, Seigneur, vous savez sous quelles peaux vous couvrîtes le premier homme lorsqu'il devint mortel par le péché* (S. Aug., *Conf.*, lib. III, chap. XIII).

« D'après ce qui précède sur ce vêtement mystérieux, et comme d'ailleurs dans l'état somnambulique les liens de l'âme et du corps sont singulièrement modifiés, cette science si surprenante des somnambules, ce pouvoir magique réparti à toute l'humanité, ne pourraient-ils pas être une petite portion de cette grande puissance et de cette science sublime que l'homme possédait dans son état d'innocence?

« *Il fallait*, dit Origène, *que l'homme pécheur fût couvert de tels vêtements dans lesquels il fût mortel* (Orig., in Lev. Hom., 6).

« Guidé par de si grandes autorités, si l'on admet que le pouvoir et la science du premier homme furent seulement cachés sous cette enveloppe si mystérieuse, nous pourrions donc, jusqu'à un certain point, expliquer d'où provient cette puissance de la volonté de l'homme qui se manifeste par les effets magnétiques, et quelle est la source de la science des somnambules, d'autant plus que l'expérience prouve que la lucidité de ces derniers est d'autant plus grande qu'ils sont plus charitables, plus vertueux, plus religieux enfin. On peut même en dire autant des magnétiseurs qui voient leur action magnétique s'augmenter, obtenir des effets plus heureux, selon qu'eux-mêmes avancent davantage dans la pratique de la vertu. De là serait-il déraisonnable de penser que Dieu, dont les secrets sont impénétrables, n'ait voulu, pour confondre notre prétendu siècle de lumières, en permettant la manifestation des phénomènes du magnétisme, nous laisser entrevoir une parcelle de la puissance immense et de la science sublime qu'il avait si libéralement données à l'homme, qui en perdit l'usage par sa funeste désobéissance. — Quoi qu'il en soit de cette opinion, la volonté de l'homme est un mystère qui échappe, lui aussi, à notre intelligence, et pour agir avec plus de sagesse, on doit seulement conclure que les effets du magnétisme, bien qu'incompréhensibles dans leur cause, dépendent des lois naturelles et morales qui régissent l'existence de l'homme, et que si la science ne peut les déterminer sûrement, ils ne doivent nullement pour cela être attribués au surnaturel. »

Voici maintenant comment l'abbé Lacordaire apprécia et définit le magnétisme dans une prédication qu'il fit, en 1846, à Notre-Dame de Paris, en présence d'un nombreux auditoire :

« Les forces occultes et magnétiques dont on accuse le Christ de s'être emparé pour produire des miracles, je les nommerai sans crainte et je pourrais m'en délivrer aisément, puisque la science ne les reconnaît pas encore et même les proscrit. Toutefois, j'aime mieux obéir à ma conscience qu'à la science. Vous invoquez donc les forces magnétiques ; eh bien ! *j'y crois sincèrement, fermement ;* je crois que leurs effets ont été constatés, quoique d'une manière qui est encore incomplète et qui le sera probablement toujours, par des hommes instruits, sincères et même chrétiens ; *je crois que ces phénomènes, dans la grande généralité des cas, sont purement naturels*, je crois que le secret n'en a jamais été perdu sur la terre, qu'il s'est transmis d'âge en âge, qu'il a donné lieu à une foule d'actions mystérieuses dont la trace est facile à reconnaître, et qu'aujourd'hui seulement il a quitté l'ombre des transmissions souterraines, parce que le siècle présent a été marqué au front du signe de la publicité. *Je crois tout cela.* Oui, Messieurs, par une préparation divine contre l'orgueil du matérialisme, par une insulte à la science qui date du plus haut qu'on puisse remonter, Dieu a voulu qu'il y eût dans la nature des forces irrégulières, irréductibles à des formules précises, presque inconstatables par les procédés scientifiques. Il l'a voulu afin de prouver aux hommes tranquilles dans les ténèbres des sens, qu'en dehors même de la religion, il restait en nous des lueurs d'un ordre supérieur, des demi-jours effrayants sur le monde, une sorte de cratère par où notre âme, échappée un moment aux liens terribles du corps, s'envole dans des espaces qu'elle ne peut pas sonder, dont elle ne rapporte aucune mémoire, mais qui l'avertissent assez que l'ordre présent cache un ordre futur devant lequel le nôtre n'est que néant. »

Abordant la question du somnambulisme, l'éloquent et savant prédicateur parla en ces termes :

« Tout cela est vrai, je le crois; mais il est vrai aussi que ces forces obscures sont renfermées dans les limites qui ne témoignent d'aucune souveraineté sur l'ordre naturel. Plongé dans un sommeil factice, l'homme voit à travers des corps opaques à de certaines distances : il indique des remèdes propres à soulager et même à guérir les maladies du corps; il paraît savoir des choses qu'il ne savait pas et qu'il oublie à l'instant du réveil; il aura par sa volonté un grand empire sur ceux avec lesquels il est en communication magnétique... C'est un phénomène de vision bien plus que d'opération, un phénomène qui appartient à l'ordre prophétique et non à l'ordre miraculeux, etc. » (V. *Conférences du P. Lacordaire*, 1846.)

Aux prêtres qui s'opposent à la pratique du magnétisme, nous indiquerons, comme pouvant les éclairer sur ce sujet, l'ouvrage de M. l'abbé Loubert, ancien élève en médecine, et celui de M. Barreau que nous venons de citer. Ces ouvrages ont l'avantage de pouvoir être lus par les ecclésiastiques qui n'osent ouvrir un livre traitant de cette question, dans la crainte de participer à des impuretés; en y trouvant une idée assez juste du magnétisme, ils y verront que son action n'a rien d'impie, ni de pervers; que son étude conduit à des résultats aussi favorables à la religion, qu'importants pour la santé du corps, enfin qu'elle moralise et rend religieux.

Ces représentants d'un Dieu de charité, dont la vocation est de faire le bien, sous quelque forme que ce soit, au lieu de rejeter cette faculté et de se déchaîner contre ses partisans, devraient en être les propagateurs et les principaux instruments. Le respect dont ils sont entourés, leur influence morale sur la masse et surtout la chasteté et l'abstinence des plaisirs du monde, leur donneraient une très-grande puissance d'action. Le magnétisme pratiqué par les prêtres changerait son nom en thaumaturgie; malheureusement pour l'humanité, le nombre des croyants avoués dans cette partie de la société est bien minime.

LA MAGISTRATURE

La cause du magnétisme, grâce à la haute sagesse de la Cour suprême de Grenoble, est gagnée devant la justice. Par sa décision du 18 août 1843, elle a, pour la première fois en France, donné une sanction légale à l'exercice du magnétisme. En effet, la Cour de cassation, appelée à prononcer sur deux jugements qui avaient puni de peines sévères la pratique du magnétisme, les a cassés par fausse application de l'art. 405 du Code pénal.

M. l'avocat général Delapalme, après avoir résumé le système présenté à l'appui du pourvoi auquel il s'est pleinement associé, dit, que quant au fait de regarder le magnétisme comme un pouvoir imaginaire : *qu'on ne peut raisonnablement qualifier ainsi une découverte qui a pour elle des médecins célèbres et de grandes sommités dans les sciences*, et il exprime le *vif regret* que le corps honorable des médecins n'en ait pas fait un examen plus spécial, afin de l'employer comme moyen curatif.

Une autre question qui a rapport aux honoraires des médecins magnétiseurs, a été jugée par le Tribunal civil de la Seine, le 1er février 1845. Ce jugement a fixé à une somme supérieure au tarif ordinaire, les honoraires dus au médecin-magnétiseur, à la requête duquel l'action avait été portée devant le Tribunal.

Cette décision est en parfaite harmonie avec la logique. En effet, le magnétiste ne donne pas seulement sa peine et le fruit de ses études, mais une partie de sa propre existence; il ne fait donc point comme le médecin un acte ordinaire et purement scientifique.

Ces décisions ont fixé le public sur l'opinion des tribunaux; elles aideront au triomphe du magnétisme en tranchant la question dans deux cas tout à fait différents.

Un ex-procureur général, à Grenoble, traité par le magnétisme, M. Servan, dans sa brochure intitulée : *Doutes d'un provincial à MM. les médecins commissaires chargés par le Roi de l'examen du magnétisme animal*, s'exprime ainsi : « Le magnétisme animal, fût-il une chimère, devrait être toléré; il serait encore utile aux hommes en sauvant plusieurs d'entre eux des dangers incontestables de la médecine vulgaire......... Vous niez, messieurs, l'existence du fluide auquel Mesmer a fait jouer un si grand rôle! Moi, je soutiens non-seulement que ce fluide existe, mais encore qu'il est l'intermédiaire à l'aide duquel toutes les fonctions vitales sont excitées, j'affirme que l'imagination est un des phénomènes engendrés par cet agent, que sa plus ou moins grande abondance, dans tel ou tel de nos organes, peut changer totalement l'état intellectuel et moral des individus. »

Je pourrais citer les noms de plusieurs magistrats et avocats de mes amis, qui croient au magnétisme; je dois les taire parce que je ne suis pas autorisé à livrer leur nom à la publicité et encore dans la crainte de froisser des susceptibilités.

LES PHILOSOPHES ET LES LITTÉRATEURS

Les philosophes anciens avaient soupçonné un fluide universellement répandu. Les uns le nommaient l'Ame de la nature, d'autres l'Esprit universel; quelques-uns même en avaient fait un dieu, mais ce fluide avait toujours échappé à leurs sens. Ce sont les somnambules qui, les premiers, ont pu saisir ce fluide, le voir, et donner d'autres notions sur sa nature et ses effets.

Le magnétisme compte beaucoup de partisans parmi les philosophes et les physiologistes. Nous serions fort embarrassé de citer les littérateurs et écrivains qui s'en sont occupés, surtout si nous abordions la liste des publicistes. Que de noms n'aurions-nous pas à signaler! que de livres qui traitent ou s'occupent du magnétisme et du somnambulisme, livres auxquels on pourrait peut-être reprocher trop d'enthousiasme, mais qui sont dignes cependant d'appeler la méditation des hommes graves et de piquer la curiosité!

Enfin si nous voulions faire de la réclame, nous n'aurions qu'à citer ceux que nous avons sous les yeux, des auteurs des six cents ouvrages et traités français et étrangers que possède la bibliothèque de la *Société de magnétisme de Paris*.

Si le magnétisme a des protecteurs dans cette classe de savants, il y a aussi des détracteurs qui, sans étude, sans examen de la question, ont fait cause commune avec la majorité du public ignorant. A ceux-ci, nous prédisons qu'un jour viendra où la croyance d'un magnétisme actif dans l'homme deviendra tellement vulgaire, qu'on ne concevra pas alors comment des gens de bon sens ont pu le méconnaître et écrire de pareilles diatribes.

Telle est, à mon point de vue, la situation actuelle du magnétisme en France, envisagée dans son ensemble. Les injures et les plaisanteries ont fait leur temps, la lumière se fait et se fera surtout par les conférences publiques que vient d'autoriser Son Excellence le ministre de l'Instruction publique. L'étude et la pratique du magnétisme pénètrent peu à peu dans toutes les classes de la société, non-seulement dans les grands centres, mais encore dans les petites localités.

Mais l'aveugle enthousiasme d'un certain nombre de ses adeptes rend l'exercice et la pratique du magnétisme difficile et en retardera peut-être longtemps le progrès. Quelques magnétiseurs bien intentionnés produiront de temps en temps d'excellents effets, ils guériront d'une manière comme miraculeuse un petit nombre de malades, mais il y a bien des difficultés encore à vaincre pour voir ce moyen si simple en lui-même devenir généralement utile à l'humanité.

Ces difficultés viennent, le docteur Charpignon l'a dit avec juste raison, de ce que le principe constitutif n'est plus en rapport avec la pratique. Les abus qu'on y a introduits par les expériences publiques d'un somnambulisme mal dirigé avec lequel le *vrai magnétisme* est presque toujours confondu, lui ont fait et lui font plus de tort que les critiques de ses détracteurs.

Aussi remettre le magnétisme entre les mains des médecins ou de praticiens reçus et autorisés, est une pensée que cherchent à réaliser les hommes honnêtes et prudents qui apprécient à sa juste valeur cette découverte sublime.

Une autre doctrine curative, l'homœopathie, qui n'est pas non plus reconnue par l'Académie, mais qui est presque exclusivement pratiquée par les disciples d'Hippocrate, se propage tous les jours. Il en sera de même du magnétisme quand il sera mieux pratiqué, mieux apprécié et mieux dirigé.

Ces réflexions n'ont pas pour but de faire des personnalités, elles me sont suggérées par la théorie, la pratique et par ce que je vois se passer en public.

En les publiant je m'expose aux attaques des rieurs et des sceptiques, mais comme il s'agit d'une action intéressant l'humanité, j'obéis à l'impulsion de ma conscience, sans souci des risques que je puis courir personnellement et sans ignorer que je m'expose aux moqueries des incrédules et à la calomnie de l'esprit de corps.

Comme beaucoup de personnes, avant de connaître à fond le magnétisme, je regardais ses phénomènes comme des exagérations, et c'est à peine si mon doute me laissait un désir vague de voir et de m'éclairer par moi-même.

Aujourd'hui que je suis convaincu de l'existence et de la puissance de cette faculté, je n'ai d'autre but, en consignant mes observations, que d'apporter ma pierre à l'édifice de réhabilitation du magnétisme, auquel je dois la santé et celle de plusieurs des miens, ainsi que la satisfaction de faire quelquefois du bien. Je lui devais ce tribut de reconnaissance, je le lui paie avec empressement, en rendant grâce à Dieu d'avoir permis que je fusse initié à cette sublime connaissance.

Ch. HUE,

Ex-rédacteur-gérant de *la Prospérité agricole et commerciale* et du *Journal de Fécamp*.

APHORISMES MAGNÉTIQUES

OU

OPINIONS

De soixante Docteurs-Médecins, Praticiens, Prêtres et du Pape sur le Magnétisme

ET

Notions sur l'origine du Magnétisme, sur la Société de Magnétisme de Paris et sur un projet de Dispensaire.

APHORISMES MAGNÉTIQUES

Je vais publier, sous ce titre, le résumé des opinions de médecins et de praticiens qui ont écrit sur le magnétisme et sur le somnambulisme.

Je n'avais d'abord pris ces notes que pour moi; je les écrivais au fur et à mesure que je les rencontrais dans les ouvrages que je me suis procuré pour mes études et mes recherches sur ces facultés. J'aurais pu mieux classer les idées, les réunir et les appuyer les unes par les autres au moyen des dates, peut-être même aurai-je dû en supprimer quelques-unes, mais toutes ces opinions ont leur valeur, et il me serait difficile, sans froisser des susceptibilités, de leur assigner un rang de priorité. Je les donne donc telles que je les ai recueillies; elles formeront un ensemble de définitions et d'appréciations variées.

J'ai pensé que cette réunion de croyances et de témoignages pourrait avoir sa place dans cet opuscule, parce qu'en venant augmenter les citations que j'ai faites dans ma thèse, elles serviront, je l'espère, d'abord à la défense du magnétisme et du somnambulisme, ensuite et surtout à recommander à l'humanité souffrante une ressource que l'ignorance, l'amour-propre ou la cupidité s'efforcent de lui enlever.

NOTIONS

SUR L'ORIGINE DU MAGNÉTISME

Le magnétisme, considéré comme principe physiologique, est aussi vieux que le monde; cela n'a pas besoin de démonstration, car il est clair que si ce principe existe, il a existé toujours.

Il est certain que pendant un grand nombre de siècle, le magnétisme constitua exclusivement l'art médical des médecins. Dogmatisé par les mages et les prêtres égyptiens, il était pratiqué dans les temples à l'ombre mystique d'un sacerdoce, qui, par une sorte de politique très-facile à comprendre, s'était fait une loi de s'en réserver le secret et les bénéfices. La langue des hiéroglyphes, que les prêtres seuls entendaient, étaient d'ailleurs très-propre à couvrir ce mystère. Plus tard, le magnétisme, pratiqué sous le nom de magie, par les disciples des *mages*, se répandit dans la Grèce et dans l'empire romain; mais ce ne fut pas, comme on l'a dit, à la suite des armées romaines qu'il pénétra dans les Gaules, car d'après le témoignage de César, les druides le pratiquaient depuis longtemps à l'époque de l'invasion.

Les ordonnances de Théodose qui fermèrent les temples païens, au quatrième siècle; les lois lombardes, celles qui furent promulguées sous les rois francs et visigoths, et renouvelées dans les capitulaires de Charlemagne; enfin, par dessus tout, les idées superstitieuses émanées d'une fausse interprétation du christianisme, portèrent au magnétisme une atteinte dont il ne se releva que vers la fin du moyen âge.

Cependant, en dépit d'une législation absurde, le principe, l'agent magnétique, n'avait pu cesser d'être, il se révélait de loin en loin chez des hommes de toutes les classes, qui le mettant en œuvre, sans se douter seulement de son existence, en abusaient quelquefois et se faisaient en conséquence condamner au feu comme *sorciers*... — ALPH. TESTE, docteur-médecin (*Manuel pratique de Magnétisme animal.* Paris, Baillière, 1853).

En Égypte, les prêtres, qui étaient préposés à tout ce qui était religion, sciences et art, avaient acquis sur la question du magnétisme des notions peut-être plus complètes que celles que nous possédons aujourd'hui.

Les monuments qui constatent l'action curative du magnétisme sont en très-grand nombre.

Dans celui qu'on appelle temple d'*Isis*, on voit trois personnages : l'un est couché sur un lit; un second lui pose la main gauche sur la poitrine et la main droite élevée et ouverte, tandis qu'un troisième personnage, qui fait face au second, et que celui-ci regarde, tient sa main droite au-dessus de la tête, les trois premiers doigts relevés, les deux autres pliés; le geste et la pose du dernier personnage sont très-significatifs : on voit qu'il fait une recommandation,

Le temple d'*Isis*, consacré à la Nature, contenait des hiéroglyphes dont la traduction n'est que la science du magnétisme; ici, on voit un homme placé sur un lit, et devant lequel un autre promène, à distance, la main des pieds à la tête; là, un autre est soumis aux mêmes principes, mais il est placé sur un siége dans l'attitude d'un homme endormi; plus loin, un opérateur des mystères égyptiens tient un pot de fleurs dans la main gauche, et de la droite exerce l'action magnétique en agissant de haut en bas. Ailleurs, c'est un vase rempli d'un liquide qui reçoit la même influence.

Lorsque les malades, qui allaient chercher la guérison dans les temples, n'étaient point soulagés ou guéris, les prêtres, appelés *Onéiropoles* s'endormaient pour eux, et recevaient d'*Isis* les moyens de guérison qu'il se plaît à manifester aux hommes pendant leur sommeil.

Suivant *Avicenne*, qui vivait en 1010, l'âme peut agir, non-seulement sur son propre corps, mais encore sur des corps très-éloignés; elle peut en conséquence les attirer, les fasciner et les rétablir dans leur équilibre moral.

Ficin, qui écrivait en 1460, dit que l'esprit étant affecté de violents désirs, peut agir non-seulement sur son propre corps, mais encore sur un corps voisin.

Pomponace vient à son tour et publie plusieurs ouvrages, pour éclairer certaines questions fort agitées dans son siècle : par l'un, *le Traité des effets admirables de la nature*, il a voulu prouver que bien des effets, que ce peuple attribue trop facilement à la magie et aux sortiléges, provenaient des causes naturelles qu'on n'avait pas encore étudiées.

Agrippa publia, en 1518, plusieurs ouvrages traitant des *sciences occultes*, dans lesquels il dit : Les passions de l'âme, lorsqu'elles sont très-fortes, non-seulement peuvent changer le corps propre, mais peuvent agir sur le corps d'autrui, et guérir ainsi certaines maladies de corps et d'esprit.

Paracelse, en 1530, après s'être livré à l'étude de la médecine ordinaire, pratiqua la *médecine magnétique* occulte. Il devint célèbre par des guérisons surprenantes de malades réputés incurables.

Goclenius, médecin renommé, pratiqua la médecine magnétique sans pouvoir ou vouloir se rendre compte de ses effets, et il demeura convaincu, contrairement à Paracelse, qu'il fallait émouvoir les sens.

Van Helmon, médecin réformateur, pratiqua, en 1630, la médecine magnétique avec un grand succès ; il publia plusieurs ouvrages remarquables et fit des cures surprenantes. « Le magnétisme, disait-il, agit partout et n'a rien de nouveau que le nom ; il n'est un paradoxe que pour ceux qui se rient de tout et qui attribuent au pouvoir de Satan ce qu'ils ne peuvent expliquer. »

Maxwel, en 1673, publia un traité de médecine magnétique dans lequel il dit, en parlant de l'esprit universel : C'est cet esprit universel qui forme, qui entretient, qui régénère et qui multiplie le principe vital, qui est en toute chose et qui donne à toute chose la faculté et le pouvoir de se propager : on peut, par des procédés particuliers, le communiquer à tous les corps, suivant leurs dispositions, et augmenter ainsi la vertu de toute chose. »

Valentin Greatrakes, homme simple et pieux, parcourut l'Angleterre en 1662, où il fit des cures magnétiques extraordinaires. « Par l'application de sa main, dit le savant *Georges Rust*, il faisait fuir la douleur et la chassait aux extrémités, et j'ai vu quelques personnes guéries comme par enchantement ; si la douleur ne cessait pas d'abord, il réitérait les frictions. » — Joseph Glanvelle, chapelain de Charles II, auteur estimé, a rassemblé sur cet homme singulier des témoignages qui n'ont point été récusés.

Pechlin publia, en 1691, un ouvrage intéressant et généralement estimé. Il consacre trois chapitres à la médecine d'attouchement magnétique ; il recommande les frictions, et dit que la simple application de la main est très-efficace par la chaleur qu'elle communique et par les émanations salutaires qu'elle transmet.

MESMER

Mesmer, médecin allemand (1), apparut en France en 1778 et vint propager parmi nous la puissance magnéti-

(1) Frédéric-Antoine Mesmer, né à Weeler, près de Hein, sur le Rhin, en 1734, et mort à Mersbourg, près du lac de Constance. Il étudia la médecine sous Van Swieten et de Haen, et fut reçu docteur à la Faculté de Vienne en 1766.

que qu'il avait étudiée d'après les principes de Van Helmon et de Maxwel. — « Si donc Mesmer, dit avec juste raison M. A. Teste, n'a pas absolument mérité le titre d'inventeur que lui décernèrent ses disciples, il n'en a pas moins droit à notre reconnaissance, puisque en définitive, le magnétisme fût resté, sans lui, dans l'oubli dont l'ont retiré ses efforts. »

Le radicalisme de Mesmer portant qu'on peut guérir tous les maux avec un seul remède, le fit honnir de la Faculté. La Société royale de médecine et l'Académie des sciences, liguées par camaraderie, ne firent pas meilleur accueil à ses propositions. Pendant près de quatre ans que dura cette lutte acharnée, il fut bafoué, insulté, vilipendé, caricaturé, chansonné, ridiculisé par la vénalité, la suffisance et la déloyauté, avec un égoïsme sans exemple.

Malgré l'envie et la haine qu'il avait excitées parmi les savants, il triompha, par ses grands succès, auprès du grand monde, et soutenu par l'appui chaleureux de la reine et l'approbation tacite du gouvernement, il s'occupa d'organiser une société dite de *l'Harmonie,* composée de l'élite de la noblesse, dont le nombre des membres s'éleva à quatre cents, tous hommes de cœur et de science, qui ouvrirent une souscription pour être initiés à sa doctrine et pour en répandre les bienfaits.

Mesmer, mis en possession de sommes assez considérables, par la générosité de ses élèves, s'occupa d'établir des Dispensaires dans les principales villes pour le traitement gratuit des malades selon son système. Il voyagea, dans ce but, beaucoup en France et un peu en Angleterre.

La propagation de ses idées marchait au gré de ses désirs; la Société *l'Harmonie* avait des succursales florissantes à Strasbourg, à Chartres, à Lyon, à Amiens, à Narbonne, à Malte, à Saint-Domingue, etc.

Lorsqu'éclata la révolution de 1789, les disciples de

Mesmer, tous nobles, la fleur de la gentilhommerie, placée au sommet de l'édifice qui croulait, s'expatrièrent presque tous; les autres, absorbés par ce drame gigantesque, oublièrent le *mesmérisme*.

Mesmer, proscrit, revint plusieurs fois à Paris, et tenta vainement, sous le Directoire, le Consolat et l'Empire, d'intéresser le gouvernement pour le rétablissement des Dispensaires magnétiques; se refusant de présenter ailleurs sa méthode, il disait : C'est la France qui en a été le berceau, je veux que les autres nations lui en soient redevables. »

La guerre l'avait condamné à l'inaction, tous ses amis avaient disparu dans la tourmente; vieux, il ne pouvait plus faire de prosélytes, il mourut oublié, dans son pays natal, le 15 mars 1815. — FERDINAND ROUGET. (*Traité pratique de Magnétisme humain.* Paris, Germer-Baillière.)

DE PUYSÉGUR

Si Mesmer fut le propagateur du magnétisme, les premiers cas de somnambulisme artificiel furent observés et constatés par M. Amand-Marie-Jacques de Chastenet, marquis de Puységur, né à Paris, en 1751, maréchal de camp, commandant l'École d'artillerie de La Fère, mort en 1825.

Retiré à sa terre de Busancy, près de Soissons, après avoir quitté le service en 1786, M. de Puységur faisait du magnétisme, et par ce moyen il guérissait les malades qui venaient le consulter. C'est en magnétisant son jardinier, qui s'endormit paisiblement dans ses bras, sans convulsions ni douleurs, qu'il fit la découverte de ce phénomène.

Voici ce qu'il écrivait, le 8 mars 1784, à l'un des membres de la Société de *l'Harmonie :*

« Je ne puis tenir, Monsieur, au plaisir de vous faire

part de ces expériences dont je m'occupe dans ma terre. . . . .

« Après deux jours de tranquillité dans ma terre, sans m'occuper d'autre chose que de mon repos et de mes jardins, j'eus occasion d'entrer chez mon régisseur. Sa fille souffrait d'un grand mal de dents, je lui demandai en plaisantant si elle voulait être guérie ; elle y consentit, comme vous pouvez le croire. Je ne l'eus pas magnétisée dix minutes, que ses douleurs furent entièrement calmées, elle ne s'en ressent pas depuis.

« La femme de mon garde fut guérie le lendemain, du même mal et en aussi peu de temps.

« Ces faibles succès me firent essayer d'être utile à un paysan, homme de vingt-trois ans, alité depuis quatre ans, par l'effet d'une fluxion de poitrine. J'allai donc le voir, c'était mardi passé, 4 de ce mois, à huit heures du soir ; la fièvre venait de s'affaiblir. Après l'avoir fait lever, je le magnétisai. Quelle fut ma surprise de voir, au bout d'un demi-quart d'heure, cet homme s'endormir paisiblement dans mes bras, sans convulsions ni douleurs.

« C'est avec cet homme simple, ce paysan, homme grand et robuste, que je m'instruis, que je m'éclaire. Quand il est dans l'état magnétique, ce n'est plus un paysan, ne sachant à peine répondre à une phrase, c'est un être que je ne sais nommer. Je n'ai pas besoin de lui parler, je pense devant lui, et il m'entend, me répond ; vient-il quelqu'un dans sa chambre, il le voit si je veux, il lui parle, lui dit les choses que je veux qu'il lui dise, non pas toujours telles que je les lui dicte, mais telles que la vérité l'exige.

« Je ne connais rien de plus profond et de plus clairvoyant que ce paysan quand il est en crise. J'en ai plusieurs qui approchent de son état, mais aucun ne l'égale. »

Ces phénomènes nouveaux attirèrent beaucoup de monde, et leur réalité fut constatée dans plusieurs ouvrages imprimés en 1784. — M. de Puységur les a lui-même décrits et expliqués (*Recherches, expériences et observations physiologiques sur l'homme dans l'état de somnambulisme naturel et dans le somnambulisme provoqué par l'acte magnétique.* — Paris, Dentu, 1811.)

Depuis, un grand nombre de cas de somnambulisme ont été constatés et publiés, et il n'est pas de magnétiseur qui n'ait eu occasion d'en obtenir.

DELEUZE

Après Mesmer et de Puységur, c'est Deleuze (Joseph-Philippe-François), né à Sisteron (Basses-Alpes), en mars 1753, qui se fit le défenseur du magnétisme, au moyen duquel il guérit un grand nombre de malades.

Se destinant à la carrière du génie militaire, il vint à Paris, en 1773, étudier les mathématiques; mais les nominations n'ayant pas eu lieu, il entra dans l'infanterie avec le grade de sous-lieutenant. Trois ans après, le corps dans lequel il servait ayant été réformé, il quitta le service et se livra à l'étude des sciences naturelles. Il vivait à la campagne, près de Sisteron, lorsqu'il lut pour la première fois, en 1785, le détail des cures opérées par de Puységur; tout cela lui parut une folie, il soupçonna même qu'on avait voulu tourner en ridicule les partisans du magnétisme, en racontant des prodiges qui révoltaient le bon sens,

Convaincu bientôt de la réalité des phénomènes, Deleuze ne négligea aucune occasion de multiplier les expériences et d'observer les faits. En 1787, il revint à Paris et reprit, avec une nouvelle ardeur, ses travaux sur la littérature, les sciences, la philosophie, et, particulièrement, la botanique. Il fut nommé, en 1795, aide-naturaliste au Jardin des Plantes, et lorsque MM. les professeurs de cet établissement se réunirent, en 1802, pour publier *les Annales du Museum d'histoire naturelle*, ils le choisirent pour secrétaire de l'association.

Deleuze était connu dans le monde savant par les traductions des *Amours des Plantes*, de Darwins (1799), et des *Saisons*, de Thompson (1801 et 1806), lorsqu'il publia son *Eudoxe ou Entretien sur l'étude des sciences, des lettres et de la philosophie.*, 2 vol. in-8, Paris, 1810. Les connaissances variées dont il fit preuve dans cet ouvrage, la sagesse de ses vues, l'excellence de ses doctrines, son jugement exquis, son style si clair, si simple et si élégant à la fois, placèrent l'auteur au premier rang de nos écrivains, et son livre, l'un des meilleurs qui aient été consacrés à l'instruction de la jeunesse, reçut du public éclairé l'accueil le plus flatteur et le plus honorable.

Cependant les diverses fonctions que remplissait Deleuze au Jardin des Plantes ne lui avaient point fait délaisser un ordre de phénomènes physiologiques, jusque-là méconnus des savants. Mais tant que dura la lutte acharnée qui s'était établie entre les partisans et les adversaires du magnétisme, il se contenta d'observer en silence, et attendit que les passions fussent calmées pour publier son *Histoire critique du magnétisme*, résultat de vingt-cinq ans de recherches et de méditations. C'est en 1813 que parut cet ouvrage, qui fait époque dans les annales de la science, et qui est aujourd'hui traduit dans les principales langues de l'Europe.

Deleuze publia plusieurs ouvrages sur le magnétisme, et après avoir parlé aux savants, il a rédigé un code de préceptes qui met le magnétisme à la portée de toutes les intelligences; il a atteint ce but en publiant son *Instruction pratique sur le magnétisme animal* (1). Ceux qui n'ont encore rien vu et qui désirent s'assurer par eux-mêmes de la réalité des faits, y puiseront toutes les connaissances nécessaires pour éviter les tâtonnements, observer

(1) Germer-Baillière, 17, rue de l'École-de-Médecine, Paris.

avec fruit et donner à leur pratique une direction salutaire.

En 1828, Deleuze fut nommé bibliothécaire du *Museum d'histoire naturelle*. Il a été membre de plusieurs sociétés savantes, soit de France, soit des pays étrangers. Les lumières et les vertus privées de Deleuze exerçaient un tel ascendant sur tous ceux qui l'ont connu, que dans les discussions de l'Académie royale de médecine, on n'a jamais prononcé son nom sans l'accompagner des qualifications les plus honorables : la commission du *magnétisme* a toujours cité ses opinions comme une autorité. Il est décédé le 30 octobre 1835, âgé de quatre-vingt-deux ans et six mois.

DU POTET

Il y a quarante et quelques années que j'aperçus, pour la première fois, les phénomènes magnétiques : j'éprouvai alors un singulier frisson, dont mon organisation fut ébranlée, et je me dis . . . .
Bientôt moi-même, produisant de mes mains et de ma pensée tout ce que j'avais vu produire par d'autres personnes, j'eus des insomnies, je ne pouvais en croire mes sens, et ma raison, ne pouvant expliquer ni me faire comprendre ces divers enchantements, je restai confondu.
. . . .

Et je me mis à réfléchir, à chercher comment, par quel moyen on pourrait arriver à faire pénétrer dans les croyances la réalité des saisissants phénomènes du magnétisme, et faire pénétrer dans la science, de gré ou de force, la vérité reconnue.

Ma détermination pour arriver à ce but fut complète, entière : je vouai ma vie à l'accomplissement de ce projet. Aujourd'hui je me loue d'avoir ainsi fixé mes idées à un âge où rien n'est sérieux encore, où la maturité de la raison ne se montre point. . . . .

Souviens-toi que ton organisation recèle ce principe

de toutes choses, que ce qui te soutient n'est qu'un fluide dont la privation donne la mort et dont la présence donne la vie. . . . .

Apprends donc à répandre avec abondance ce fluide régénérateur, verse-le sur celui qui souffre, qui languit, et tu verras de suite ses bienfaits. Si tu n'attends pas trop tard pour accomplir cette œuvre, tu verras la mort s'enfuir à son approche et la sève humaine reparaître dans les parties desséchées ou brûlées par les matériaux subtils qui avaient envahi et pénétré le corps du malade; tu verras celui-ci te tendre les bras, t'appeler, se plaindre de ton absence, lorsqu'il aura une fois senti circuler en lui ce bienfaisant magnétisme. Une douce sympathie t'attachera, t'entraînera vers lui; tu sentiras que tu es maître de sa vie et qu'il ne t'est plus permis de l'abandonner. Va, va, crois-moi, si tu m'écoutes et suis mes enseignements, ton cœur se dilatera et tu comprendras que tu as eu, toi, quelque chose de la divinité.

C'est avec la simplicité du langage, avec des mots connus que je rendrai mes pensées . . . .

Le magnétisme rend la tâche difficile, car il est occulte, mystique de sa nature; il exigerait un vocabulaire à part, vocabulaire qui n'est point fait, mais qui se fera avec le temps. — Le baron Du Potet (*Thérapeutique magnétique*. Paris, Dentu, 1863).

Nota. Le baron Du Potet, ancien élève en médecine, est un apôtre infatigable du magnétisme. Depuis plus de quarante ans qu'il le pratique, il a obtenu des cures remarquables; malgré des luttes incessantes, il a toujours porté haut et ferme le drapeau de Mesmer, dont il a soutenu la doctrine par de nombreux écrits et par des expériences publiques, aussi son nom est-il honoré et respecté par tous les membrs de la Société du magnétisme de Paris, dont il est le président honoraire. — Ses nombreux ouvrages sont très-estimés et recherchés par tous les magnétiseurs.

MESMER

Par cette expression, *magnétisme animal*, je désigne donc une de ces opérations universelles de la nature, dont l'action, déterminée sur nos nerfs, offre à l'art un moyen universel de guérir et de préserver les hommes. — Dr Mesmer (*Précis historique*. Londres, 1781).

DE PUYSÉGUR

Je n'ai pas aujourd'hui plus de moyens de rendre raison des phénomènes du magnétisme animal, *il existe, parce qu'il existe*. — Marquis de Puységur (*Du Magnétisme animal*).

DELEUZE

L'homme a la faculté d'exercer sur ces semblables une influence salutaire, en dirigeant sur eux, par sa volonté, le principe qui nous anime et nous fait vivre. — Deleuze (*Instruction pratique*).

LÉGER

Si je n'étais, pour ma part, resté praticien, j'aurais déjà cent fois brûlé ce que j'avais adoré; cent fois déjà j'aurai renié le magnétisme au nom de l'imagination, Heureusement que j'ai magnétisé sans cesse, et que je magnétise toujours... Je reste mesmérien et fluidiste dans toute l'acception du mot posé par notre maître. — Dr E.-V. Léger, président de la Société de magnétisme de Paris, 1861 (*Discours prononcé à l'occasion de la fête anniversaire de la naissance de Mesmer*).

DU PLANTY[1]

Le magnétisme, véritable reflet de la puissance divine, a été donné à l'homme pour lui faire connaître et comprendre l'action intime et réciproque que les êtres animés exercent les uns sur les autres, en nous éclairant sur les facultés médicatrices et le moyen de les employer, pour guérir ou soulager les maux de nos semblables, et en dirigeant sur eux, par notre volonté, le principe qui nous anime. — Dr Du Planty, *Président de la Société de magnétisme de Paris.*

HÉBERT (DE GARNAY)

Les services que le magnétisme peut rendre à la physiologie, à la psychologie, à la morale, à la législation, aux arts, aux sciences, à l'industrie, etc., sont incalculables et lui assurent une place éminente dans le cadre des connaissances humaines. — Hébert (de Garnay), médecin (*Petit Catéchisme magnétique*. Paris, 1852).

GUYOMAR

Lorsque les somnambules sont endormies, c'est-à-dire lorsque toute leur vibration ou vie intérieure est recueillie au cerveau, leur être intérieur exprime des vérités dont elles-mêmes, à l'état de veille, n'ont aucune conscience personnelle. — Dr Guyomar (de la Roche-Derrien) (*Étude de la vie intérieure ou spirituelle chez l'homme*).

LOUYET

Il viendra un temps où, lorsqu'on voudra étudier sérieusement le magnétisme, on tiendra à grand honneur de faire partie de notre Société. — Dr Louyet, l'un des vice-présidents de la Société de magnétisme de Paris.

FRAPPART

En présence de ces démonstrations dont la palpable évidence doit frapper tous les esprits, je demande aux hommes qui ne sont point tout à fait relégués au bas de l'échelle morale, s'il est permis à un médecin, qui a le sentiment de son devoir et de sa mission, de ne pas vérifier les découvertes qui viennent enrichir l'art de guérir? S'il lui est permis, par exemple, de ne pas étudier expérimentalement le magnétisme, lorsque le magnétisme est affirmé par des hommes tels que les Orfila, les Adelon, les Cloquet, les Husson, les Rostan, les Ferrus, les Ribis, les Pariset et autres que j'ai nommés? — Frappart, docteur-médecin, Paris.

ROUX

Les coteries médicales, ennemies du progrès, ne manquent pas de confondre dans la même proscription le magnétisme et l'homœopathie, en expulsant de leurs associations soi-disant confraternelles, les médecins qui pratiquent l'une ou l'autre de ces méthodes.

D'autre part, l'illustre fondateur de l'homœopathie, rendant justice à toutes les découvertes, a signalé le magnétisme animal comme *une force curative sur la réalité de laquelle des insensés seuls peuvent élever des doutes.* — Le Dr Roux (de Cette).

ALPH. TESTE

Il y a deux causes principales qui ont retardé la propagation du magnétisme : l'inconstance des phénomènes magnétiques dès qu'il s'agit de les produire devant témoins; le défaut de persévérance chez les hommes de bonne foi qui veulent se convaincre par des expériences personnelles. Ajoutons que les phénomènes magnétiques, reposent sur des principes inconnus et partant rejetés comme absurdes, enfin qu'ils sont tellement en dehors de toute idée reçue, tellement extraordinaires en leur nature, qu'on passe pour un fou quand on y croit après les avoir vus, et pour un imposteur lorsqu'on parvient à les faire voir aux autres. Quant à moi, je suis persuadé qu'en racontant ce qui m'est arrivé à ce sujet, je vais faire le récit de ce qui est arrivé à tous les magnétiseurs et de ce qui arrive journellement à ceux qui ne croient pas encore au magnétisme.

Dès 1830, j'avais lu *l'Instruction pratique* de Deleuze, plusieurs articles insérés dans les publications périodiques et la relation des espériences faites à l'Hôtel-Dieu de Paris par M. J. Du Potet. Tout cela m'avait *amusé* beaucoup, mais ne m'avait pas convaincu, et tous les magnétiseurs ne me paraissaient que des niais ou des fripons (j'étais explicite dans mes jugements). Je me permis cent fois sur leur compte maintes plaisanteries que j'ai de la peine à me pardonner aujourd'hui. Cependant j'essayai de magnétiser moi-même; mais soit absence de foi, soit absence de *sympathie* entre les sujets de mes expériences et moi, je ne parvins qu'à des résultats négatifs. Plus tard (en 1834), le hasard fit tomber entre mes mains quelques ouvrages sérieux que je me sentis forcé de lire avec attention. L'impression que me firent ces ouvrages me détermina à reprendre mes expériences et à les poursuivre aussi loin que possible. Je me mis donc à l'œuvre . . . .

(L'auteur explique ensuite ses tentatives, puis il continue ainsi :)

Voilà donc où j'en étais en 1836, après *avoir expérimenté moi-même*. Or, je déclare que pour me conduire au point où j'en suis aujourd'hui, il m'a fallu un concours de circonstances qui ne doivent se reproduire que rarement, un hasard presque prodigieux et une persévérance que je n'aurais peut-être pas trouvée en moi seul, si je n'avais eu pour m'encourager des hommes éclairés et énergiques qui me montrèrent la route et m'entraînèrent après eux. — ALPH. TESTE, docteur-médecin (*Manuel pratique de magnétisme animal*, Paris. J.-B. Baillière, 4e édition, 1853).

PIGEAIRE

Le magnétisme a de nombreuses découvertes à faire, d'utiles observations à recueillir. Il exigera pendant longtemps un grand zèle chez ceux qui s'en occupent. Une découverte si importante, basée sur des observations pratiques si nombreuses et constatée par des médecins si éminents en savoir, sera-t-elle longtemps frappée d'ostracisme par la passion ou les préjugés de quelques détracteurs ? . . . .

A Paris, à Lyon, à Grenoble, à Montpellier, à Toulouse, à Bordeaux, en Belgique, en Russie, en Hollande et en Angleterre, le magnétisme est de nos jours l'objet de l'investigation de plusieurs physiologistes. Bientôt il ne sera plus permis à qui que ce soit de le révoquer en doute. Nous espérons prouver que le fluide nerveux du magnétiseur, en pénétrant profondément le système nerveux de l'individu soumis à son influence, en portant une action profonde dans tout l'organisme, ne peut, dans beaucoup de cas, être remplacé par aucun moyen thérapeutique.

Le somnambulisme, qui nous révèle une si grande puissance dans l'organisation de l'homme, en développant de nouveaux modes de perception, en créant, pour ainsi dire, de nouvelles facultés chez l'être humain, appelle les méditations du philosophe qui veut analyser la plus grande merveille du créateur, la pensée humaine. Il peut venir en aide à notre entendement et nous fournir d'utiles aperçus que nous aurions ignorés. Il importe donc au médecin observateur de joindre à ses connaissances l'étude de ces phénomènes et d'en faire une judicieuse application à l'art de guérir. — J. Pigeaire, docteur-médecin de la Faculté de Montpellier (*Puissance de l'électricité animale ou du magnétisme vital, et de ses rapports avec la physique, la physiologie et la médecine.* Paris, Dentu, 1839).

DITTMAR

Le magnétisme animal, gagnant journellement du terrain, nous paraît mériter l'examen des hommes de science. Je comprends parfaitement qu'un médecin a besoin de courage et d'abnégation pour descendre dans le cloaque de charlatanisme, de jongleries et d'exploitation où est tombé le magnétisme animal et tâcher d'y démêler la vérité. Mais le berceau de l'astronomie ne fut-il pas l'astrologie, et celui de la chimie, l'alchimie? S'est-on jamais dégradé par le dévouement.

Les expériences faites par une commission académique, et les discussions qui ont été la suite, ont prouvé que le magnétisme est susceptible de provoquer des phénomènes extraordinaires. Malheureusement l'Académie s'est laissée décourager par la tâche difficile de séparer le bon grain de l'ivraie. Est-il dit, dès lors, que tout le monde soit obligé de suivre cette réserve, trop prudente peut-être, pour laisser le champ libre à un mysticisme déplorable, à une exploitation manifeste de la crédulité publique, au lieu de sonder d'une main hardie le vrai ou le faux de cette science encore au berceau. et d'en faire l'une des branches de l'art de guérir, réservée exclusivement aux médecins?

Le seul but que je me propose, en publiant cette observation, est de décider quelques confrères courageux à expérimenter et à observer les phénomènes du magnétisme animal. Ce n'est pas un *initié* aux mystères du magnétisme qui parle, mais un *ancien praticien*, qui dans un état désespéré, a eu recours au magnétisme et qui a obtenu un résultat auquel il était bien loin de s'attendre : la guérison d'une personne condamnée depuis longtemps par un grand nombre de médecins (affection hystérique compliquée de la présence d'un prétendu insecte dans le crâne). — F. Dittmar, docteur-médecin, à Sainte-Marie-aux-Mines, 1853.

M. Louis Gros, docteur-médecin, qui a assisté au traitement dont il est question ci-dessus, s'exprime ainsi au rédacteur en chef du *Moniteur des Sciences médicales et pharmaceutiques* qui a publié cette relation :

« Je sais avec quelle répugnance les médecins touchent à tout ce qui de près ou de loin se rattache au magnétisme animal, et je crains que vous ne nous refusiez votre concours pour donner de la publicité au fait remarquable consigné dans cette observation et dont j'ai été témoin, témoin très-peu crédule, je vous l'assure. Je crois cependant que la science n'a qu'à gagner à l'étude du magnétisme, et qu'il serait à désirer que les faits réels observés par les hommes consciencieux et instruits soient répandus dans le public médical ; c'est le seul moyen d'arriver peu à peu à démêler la vérité de l'erreur et d'arracher des mains des charlatans une arme puissante dont ils usent et abusent contre le corps médical tout entier, et qui devrait être une branche des sciences médicales réservée exclusivement aux médecins. »

ROSTAN

L'agent magnétique donne lieu à des résultats si intéressants, il peut avoir sur les progrès de la médecine une influence si grande, qu'il ne devrait pas être méprisé par les médecins zélés pour leur art et pour le bien de l'humanité, et même que le gouvernement, tout en défendant avec sévérité l'exercice du magnétisme à des ignorants, devrait, en imitant les gouvernements du Nord, provoquer des recherches authentiques où légitimes sur ce nouvel agent, instituer des établissements où des médecins, réunissant la véracité au scepticisme, le désir d'apprendre à celui d'être utile, la sagacité à l'instruction, enfin donnant toutes les garanties que l'on peut désirer, feraient des observations suivies et multipliées, tant physiologiques que pathologiques, sur ce sujet important. — Rostan, professeur.

LONG

Je crois à la puissance physiologique et thérapeutique du magnétisme; et comme ma croyance *est basée sur des faits*, je ne crains pas de la faire connaître. » — Dr Long (*Thèse présentée à la Faculté de médecine de Montpellier*).

SAURA

La faculté à laquelle on a donné le nom de *magnétisme*, existe de l'aveu même de ses antagonistes. Le magnétisme a été (toujours de l'aveu de ses adversaires), dans beaucoup de cas, un moyen thérapeutique précieux, puisqu'il a suffi *pour triompher* de certaines maladies contre lesquelles les secours de notre art sont presque toujours impuissants. — Dr Saura (*Thèse présentée à la Faculté de médecine de Paris*).

POSTEL

Ce que je vais écrire ne doit pas être regardé comme une sorte d'apologie du magnétisme, mais comme un avertissement, que rien n'est plus déplorable pour la science que la présomption et l'orgueil de l'homme qui jette un blâme sur le passé pour n'admirer que le présent. Le magnétisme fût-il, d'ailleurs, le plus insigne monument de la folie humaine, en doit-on pour cela négliger l'étude? — Postel, docteur-médecin, à Caen (*Étude philosophique, théorique et critique sur le magnétisme des médecins spagiristes, au dix-neuvième siècle* (Caen, Philippe, 1860).

DUREAU

Les faits dits magnétiques doivent tous être rapportés à des lois naturelles... Ils sont vieux comme le monde et se sont montrés chez tous les peuples, à différentes époques, au milieu des diverses civilisations et sous toutes les latitudes... Je vais prouver ce qui précède. — A. DUREAU, ancien élève en médecine, membre de diverses sociétés savantes (extrait d'un travail inédit).

AUBIN-GAUTHIER

Quelle est la position du magnétiste placé dans les mêmes circonstances que le médecin? Un homme est atteint d'une maladie aiguë! un magnétiseur se présente; comment va-t-il opérer?

Le magnétiseur est dans une position bien plus heureuse que le médecin, parce que l'attention de ce dernier, quels que soient ses talents et son expérience, est vivement préoccupée et fixée sur deux points principaux, la nature de la maladie et l'effet du remède. Il n'en est pas ainsi du magnétiseur.

Il lui importe beaucoup moins qu'au médecin de connaître la cause et le siége du mal. Il est sûr de trouver le siége, et il ignorerait toujours la cause, qu'il pourrait encore mettre le malade en état d'attendre des secours tardifs de la médecine, à moins cependant de cas extraordinaires. . . . .

Quelle que soit la nature de la maladie, le magnétiseur n'a pas besoin de la connaître pour diriger son action.

Les remèdes que la médecine emploie produisent malheureusement quelquefois des effets contraires à ceux qu'on en attendait, mais le magnétiseur n'a qu'un seul remède, et ce remède mérite une confiance particulière, en ce qu'il a une première vertu bien importante, c'est de calmer le malade, lorsque toutefois il ne lui est pas contraire; mais ce cas est extrêmement rare, presque toujours le magnétisme agit promptement dans les maladies aiguës, et quand il ne guérit pas, il soulage. . . . .

Un magnétiseur se tromperait sur la nature du mal, que son erreur est sans importance; elle n'a pas de résultats fâcheux. Il ne connaîtrait pas la nature et le siége de la malaaie, qu'il pourrait ne pas s'en inquiéter, et agir de même avec la plus grande sécurité. Une fois que le magnétisme opère et que le malade se calme, le magnétiseur continue l'action et cherche à découvrir le siége du mal, non pas qu'il lui soit déjà plus indispensable de le connaître que la nature du mal lui-même, mais parce qu'il peut être plus ou moins urgent de porter une action directe, au lieu d'agir sur le corps entier . . . .

Mais en admettant que l'action magnétique soit exercée par un homme peu exercé et qui ne puisse pas se rendre compte de ses sensations, quelle que soit la nature du mal, quel qu'en soit le siége, dès l'instant que le magnétisé souffre l'action, elle ne peut pas lui être nuisible; il y a espoir. Les choses en cet état, le magnétiseur essaie de calmer les douleurs du malade, il y parvient presque toujours. . . . .

Lorsque le magnétiseur connaît le siége du mal, il y dirige le remède, c'est-à-dire, qu'en étendant, en appliquant ou dirigeant sa main sur le corps entier ou une seule partie, il y fait pénétrer le fluide magnétique; quand il est certain que l'action a commencé, et que le malade se sent pénétré, le praticien dispose de plusieurs modes de magnétisation qui ont tous leurs propriétés particulières. — AUBIN-GAUTHIER (*Lettre à un médecin de province, Revue magnétique*, janvier 1845).

CH. BÉRANGER

La pratique du magnétisme a été déplorablement exploitée par le charlatanisme; il est vrai que de faux guérisseurs et des jongleurs s'en sont servis dans le seul but de vivre aux dépens de la crédulité publique, qui leur a trop souvent prêté le collet; mais à qui la faute, sinon aux corps savants eux-mêmes? Ceux-ci, en se refusant même au simple examen des faits les mieux établis, les mieux prouvés, ne laissent-ils pas volontairement le champ libre à toutes les jongleries? — CHARLES BÉRANGER (extrait de *la Patrie*).

MACARIO

Quoi qu'il en soit, l'approbation ou la désapprobation des corps savants à l'endroit du magnétisme et du somnambulisme artificiel, la profanation que font de ces phénomènes la plupart des magnétiseurs. ne peuvent changer la nature des choses. *Il serait bien plus sage d'étudier le magnétisme que de s'en moquer*. Les dédains et les railleries ne peuvent rien contre les merveilles qu'il nous a révélées. L'étude de tout ce qui se rattache au système nerveux, l'influence du physique sur le moral, et réciproquement du moral sur le physique, ne sont encore et ne seront jamais que dans une perpétuelle enfance. *Or, pourquoi rejeter un phénomène pour cela seul qu'on n'en peut trouver l'explication dans aucune des lois que nous connaissons?* Ce n'est pas là raisonner sérieusement, et se conduire ainsi, c'est se tracer un cercle droit au delà duquel on nierait tout. — Dr MACARIO (*Du Sommeil, des Rêves et du Somnambulisme dans l'état de santé et de maladie*. Paris, Périsse, éd., 1857).

AMÉDÉE MAIRE

L'homme, pour moi, est formé d'une trinité, c'est-à-dire qu'il y a en lui trois parties bien distinctes : *le corps, l'âme* et *le principe fluidique*. . . . .

Le principe fluidique a été démontré existant, chez l'homme, à un degré supérieur, comme cet homme possède avec la même supériorité chacun de ses attributs. Qu'il prenne là le nom d'agent magnétique, d'électricité, le principe fluidique n'en agit pas moins activement. Et d'abord, une preuve physique et appréciable pour tous :

à l'approche d'un orage, alors que l'atmosphère est chargée d'électricité, les êtres, hommes et animaux, qui ne possèdent point en eux une somme suffisante de la vie fluidique, en absorbent l'excès dans l'air ambiant et s'en trouvent mieux. Ceux, au contraire, en qui le fluide abonde, sentent que l'air manque; ils sont accablés par cet excès d'électricité, ils éprouvent, par suite, de l'oppression, un malaise général et souvent même sont frappés de congestion cérébrale et de mort. — Amédée Maire, docteur-médecin (*les Voix de l'avenir dans le présent et le passé*. Paris, Dentu, 1859).

CHARDEL

Peu de découverte ont trouvé autant de contradicteurs que celle publiée par Mesmer. L'aveugle enthousiasme de ses partisans donnait journellement des armes à la malignité de ses détracteurs, et, pendant un temps, l'incrédulité s'était si bien établie, qu'il était presque devenu ridicule de chercher à faire de nouvelles expériences.

Maintenant à peu près tous ceux qui se sont livrés à l'examen du magnétisme conviennent de sa réalité. D'ailleurs trop de personnes éclairées s'en occupent pour qu'on puisse en contester longtemps l'existence . . . . . .

Il semble qu'il suffit de dire que le magnétisme est la vie, pour que l'on sente, qu'employé sagement, il doit être utile dans toutes les maladies. Il peut, en effet, rappeler des portes de la mort, et quelquefois opérer des prodiges, mais il ne dispense pas d'user des remèdes ordinaires, et l'on ne voit que trop souvent ses efforts échouer comme ceux de la médecine. — Chardel, docteur-médecin, Paris (*Mémoire sur le magnétisme animal présenté à l'Académie de Berlin*, *en* 1818).

BAUDOT

Depuis les débats scientifiques qui eurent lieu naguère

à l'Académie royale de médecine de Paris, au sujet des expériences magnétiques des médecins Bernier et Berna, des personnes de la ville de Rouen, dont je me suis attiré l'estime et la bienveillance, m'engagent et me pressent à dire ce que je pense sur le magnétisme animal. Écrire sur un tel sujet, c'est travailler dans un champ où l'on doit recueillir des fruits de toute espèce, cependant je dirai ce que je pense . . . .

Le fluide magnétique, vivificateur et animateur de tous les êtres organisés, fait leur force et leur énergie, si ce même fluide est accumulé naturellement dans un corps organisé. . . . .

Ainsi donc j'entendrai par magnétisme animal l'accumulation dans un corps organisé vivant, du fluide vivificateur et percevant par la seule force de volonté.

(L'auteur entre ensuite dans des explications sur les effets du magnétisme et cite plusieurs cas de guérisons et de somnambulisme lucide.)—Dr L.-A. Baudot (de Rouen) (*Quelques mots sur le magnétisme animal.* Rouen, Alleaume, éd., 1839).

La ville de Rouen comptait encore un magnétiseur, parmi ses médecins : le docteur Desbois, décédé il y a quelques mois. — Il a légué à sa ville la magnifique bibliothèque qui contenait un grand nombre d'ouvrages sur le magnétisme et les sciences occultes.

HOUAT

. . . . . D'où viennent les maladies? Jusqu'à présent cette question capitale a été résolue en médecine par l'empirisme : on a remarqué que certaines causes provoquaient certains effets morbides, et l'on s'y est attaché comme à des causes fondamentales. — Cette manière de procéder, nous ne le contestons pas, peut avoir son côté pratique et même vrai, mais elle a aussi le grand inconvénient de restreindre le cercle de notre intelligence et, par conséquent, celui de nos découvertes.

La question des maladies échappe aux investigations de ce système trop étroit pour l'embrasser, car elle touche à la haute question même de notre origine. La vie et la maladie sont inséparables; partout où il y a vie, il y a maladie; ce qui donne la vie donne aussi la maladie et la mort. Que signifie donc cette union et cette similitude si patentes, sinon que la vie et la maladie viennent de la même source, et ce qu'on appelle l'agent morbide, n'est autre que l'agent vital? Le chaud, le froid, le sec, l'humide, etc., ne sont, comme on le voit, que des causes secondaires et accessoires; la cause principale, la vraie cause des maladies; c'est donc ainsi que nous l'avons déjà expliqué, ce principe même venant de Dieu et formateur de l'univers, qui, comblant le néant, actionne la matière, la transforme et la purifie par la vie et la maladie, deux manières d'être qui se confondent au point de n'en faire qu'une seule.

Or, de cette appréciation, ou plutôt de cette évidence aussi vieille que le monde, il ressort naturellement ceci :

D'abord, que là où la vie afflue, les chances ou les causes morbides augmentent en proportion de cette affluence, et que toute la partie de l'organisme où l'action vitale se porte avec plus d'énergie, est aussi la partie la plus vulnérable et par conséquent la plus digne d'intérêt.

Ensuite, que cette analogie qui s'offre contre la vie et la maladie annonce un agent médical, un spécifique unique, ou du moins réclame une sorte d'analogie entre les effets reconnus du remède à employer et ceux de la maladie à combattre; *d'autant qu'une force donnée ne saurait être maîtrisée ou annulée que par une force de même nature.*

Maintenant, s'il s'agit de chercher *cet agent unique en médecine*, nous dirons appuyé sur le même principe, *qu'il se trouve dans l'électricité de laquelle nous ne séparons pas le magnétisme*, attendu que c'est le fluide analogue ou fluide solaire et vital. — L.-T. HOUAT, docteur-médecin (*Études et Séances spirites*).

AUBER

Le magnétisme animal consiste dans l'art d'employer et de diriger la force vitale d'un sujet au profit de la santé d'un autre. Le phénomène le plus surprenant produit par le magnétisme est le somnambulisme, état bizarre qui semble dépasser les limites assignées jusqu'ici aux facultés humaines et renverser momentanément les lois de la vie, pour permettre à notre essence immortelle de se dégager des liens de l'organisme, de voir par l'intelligence, de sentir par la pensée, d'éprouver des sensations par le seul effet de la volonté d'un autre et de lire comme dans un livre ouvert toutes les impressions qui se gravent sur les organes cérébraux de celui qui vous interroge. — Dr Ed. Auber (*Journal de Magnétisme*, 1860).

ANDRÉ

. . . .

Dans toute magnétisation ayant pour but la guérison des malades (et c'est la seule que j'admette), je ne cherche jamais à provoquer le *somnambulisme :* il est inutile. S'il se montre sous l'empire de la magnétisation, c'est qu'il est nécessaire à la guérison, et, dans ce cas, je profite des renseignements qui pourraient m'être fournis, relativement au traitement, si toutefois le malade est clairvoyant, ce qui est assez rare, mais je suis sobre de questions et je n'adresse que celles relatives à sa santé.

. . . .

Donc, pour moi, magnétiser un malade, n'est pas le plonger dans un état de sommeil plus ou moins profond appelé *somnambulisme magnétique*, mais tout simplement diriger *sur lui*, par ma volonté, le principe qui nous fait vivre et nous anime, et qu'on désigne sous le nom de *fluide magnétique*, *fluide nerveux*, *fluide vital*, etc.— Henry André, médecin-magnétiseur.

BEAUX

Il est impossible de ne pas être frappé d'étonnement en voyant la profonde ignorance dans laquelle sont plongés les savants de nos jours, sur tout ce qui concerne le magnétisme animal. Ces hommes, qui composent les académies, les sociétés savantes, chargés, par devoir, par honneur, de recueillir et de transmettre aux générations à venir le trésor des connaissances humaines, ne sont pas plus avancés sur l'existence du fluide magnétique, par exemple, qu'on ne l'était relativement à celle du fluide électrique, lorsqu'on ne connaissait celui-ci que par l'attraction de l'ambre sur les corps légers : avec cette différence toutefois que les anciens ne pouvaient en savoir davantage, et que les modernes, infatués d'eux-mêmes, fermant les yeux à la lumière, n'ont que des injures à vomir contre ceux qui veulent leur apprendre ce qu'ils n'auraient jamais dû ignorer . . . .

Ce ne fut pas sans quelque émotion que je me vis, pour la première fois, en présence d'une somnambule. Un horizon immense s'ouvrait devant moi, une foule de vérités de l'ordre le plus élevé m'allaient être révélées. Alors faisant un retour sur moi-même, j'éprouvai un sentiment de satisfaction, mêlé d'orgueil, en pensant à la conduite que j'avais tenue jusqu'alors. Sans doute j'avais été aussi ignorant que mes confrères en fait de magnétisme, mais je n'avais jamais cru que mon diplôme de docteur me donnât le droit de parler à tort et à travers de ce que je ne connaissais pas; d'injurier les magnétiseurs, d'attaquer leur moralité par cela seul que leurs opinions différaient des miennes. Il répugne, en effet, à tout homme honnête d'attribuer à ses semblables des pensées et des actions dont il rougirait lui-même. Aussi, lorsqu'on me demandait ce que je pensais du magnétisme, je répondais que, n'ayant pas eu occasion de magnétiser, je ne pouvais avoir d'opinion sur cette question; que les faits rapportés étaient si extraordinaires, qu'il fallait les voir soi-même pour être convaincu de leur réalité; mais que trop d'hommes recommandables assuraient avoir été témoins de ces faits, pour qu'on pût se permettre de les rejeter sans examen.

Je m'applaudis d'autant plus de cette conduite, que j'ai pu observer, sur ma première somnambule, la plupart des phénomènes rapportés par les magnétiseurs. Le magnétisme agit si favorablement sur elle, qu'elle se rétablit peu à peu, et vécut une dizaine d'années. Encouragé par cet heureux début, je continuai à appliquer le magnétisme au traitement des maladies, soit seul, soit concurremment avec les autres moyens thérapeutiques. — J.-J. Beaux, docteur en médecine, (*De l'Influence de la magnétisation, etc.* Paris, Garnot, 1855).

VASSEUR-LOMBARD

Comme je ne veux pas exercer de pression sur le libre arbitre de mon prochain, je n'ai rapporté aucune relation de faits merveilleux produits par la puissance fluidique depuis l'importation en France des procédés du magnétisme par Mesmer, en 1778 jusqu'à nos jours : faits attestés, tous, par les témoignages les plus honorables, et dont le simple et fidèle exposé serait capable à la fois de convaincre, sans examen, les personnes croyantes et de frapper d'étonnement les sceptiques les plus matériels. Je me contente de dire aux personnes disposées à croire à la possibilité de faits merveilleux, sur le témoignage de gens honorables : Ne croyez pas sans voir, car la vérité, loin de craindre l'examen, le désire ardemment au contraire. Je dis aux sceptiques à qui le doute et la négation servent de boussole pour se diriger dans la vie matérielle : Ne condamnez pas un principe que vous ne connaissez pas, parce qu'il est au-dessus de la matière. —

VASSEUR-LOMBARD (*Principes universels du magnétisme appliqué au soulagement et à la guérison de tous les êtres malades.* Paris, Ledoyen, 1859).

H. ANDRÉ

Tous ceux qui connaissent le magnétisme, ou qui ont lu des ouvrages sérieux, savent parfaitement qu'il agit dans le sens de la nature, c'est-à-dire en développant des crises ou réactions, et que cependant ce mode de traitement, dirigé par un praticien habile, n'a jamais fait de mal à personne, mais, au contraire, qu'il n'a fait que du bien, puisque la plupart du temps là où tous les médecins possibles et imaginables n'avaient pas même pu soulager, il a guéri d'une manière radicale. — Dr H. ANDRÉ (*Journal du Magnétisme*, 1861).

CRICCA

Dans les cas de prosopalgie et d'odontalgie, je me sers de préférence du magnétisme. — Dr A. CRICCA, médecin homœopathe (de Smyrne).

CH. LAFONTAINE

L'emploi du magnétisme vital sera un bienfait pour l'humanité. Aussi le jour où le magnétisme sera admis et adopté par les corps savants, le jour où, reconnu comme science, il sera enseigné dans nos écoles de médecine, le but que je poursuis depuis douze ans sera atteint, et alors je serai trop heureux si mes efforts y ont contribué. — CH. LAFONTAINE (*L'Art du magnétisme*, 3e édition).

SERVAN

La médecine ou, si vous l'aimez mieux, les médecins m'ont tué : ce qui leur a plu de me laisser de vie, ne vaut pas la peine, en vérité, que je cherche un terme plus doux. Le magnétisme, au contraire, m'a soulagé ; je crois même, en conscience, qu'il m'aurait entièrement guéri, si j'avais eu la patience et le loisir de l'être ; mais vous savez assez que dans ce monde, la chose qu'on peut le moins faire, c'est son propre bien. — SERVAN, avocat général (*Doutes d'un provincial proposés à MM. les médecins commissaires chargés par le Roi de l'examen du magnétisme animal*, 1784).

CHARPIGNON

L'interprétation philosophique des phénomènes nerveux a depuis longtemps conduit un grand nombre de bons esprits à admettre que le système nerveux était le siége d'un fluide particulier, dont la nature subtile échappait à tous les moyens de vérification. Or, voici la confirmation expérimentale de cette vue de l'esprit.

Académie des sciences, 26 juin 1865. — M. Claude Bernard communique, de la part de M. Roudanowski, la note suivante sur la structure du système nerveux (nous supprimons des détails importants, mais sans rapport direct avec ce qu'il importe de dire ici). « En poursuivant les prolongements des cellules nerveuses dans les organes centraux du système nerveux, je me suis convaincu de la ramification de quelques-uns à la manière des vaisseaux sanguins. Les prolongements des cellules nerveuses prennent souvent la forme sinueuse ou noueuse, ce qui les augmente dans la longueur. De tout ce que nous venons de dire, on peut supposer que dans le système des cellules nerveuses avec leurs prolongements, circule un liquide (*fluidum*) hypothétique des anciens. »

Encore quelques perfectionnements dans les appareils d'optique, et on verra circuler ce fluide nerveux, comme l'on voit circuler ce liquide sanguin. — Dr CHARPIGNON (*Union magnétique* du 10 août 1865).

DE LA SALZÈDE

A voir les hommes éminemment distingués qui se sont élevés contre la doctrine fondée par Mesmer, je ne puis comprendre qu'ils n'aient pas vu ou qu'ils n'aient pas voulu voir que la théorie du magnétisme animal est la *transition nécessaire des sciences exactes et purement physiques aux sciences méthaphysiques et spéculatives*, qu'elle seule enchaîne et rattache entre elles en comblant l'espace qui les séparait. — DE LA SALZÈDE, docteur-médecin (*Lettres sur le magnétisme animal considéré sous le point de vue physiologique et psychologique*. Paris, 1847).

DELAAGE

L'homme était nommé par les philosophes hermétiques *microcosme* ou petit monde. En effet, l'homme est un monde en abrégé, son âme est formée du souffle de Dieu, son esprit de la lumière des astres, qui brillent le soir sur l'azur assombri du firmament comme des diamants sur un manteau de velours noir; son corps du limon de la terre. Nous laisserons un peu de côté l'âme et le corps, pour nous occuper de la troisième partie, qui n'est pas même soupçonnée par les philosophes officiels, et qui est nommée par les philosophes hermétiques, *matière première;* par les astrologues, esprit *sidérique;* par les Grecs, *magnès*; par les disciples de Platon, *médiateur plastique*; par les Pères de la primitive Église, *esprit;* par les magiciens au moyen âge, *bilech;* par les magnétiseurs, *fluide magnétique*, lien invisible de l'âme et du corps. Sa connaissance est le plus précieux bienfait de la divine providence, elle est la clé mystérieuse qui ouvre à l'intelligence éblouie le monde de la vertu et de la lumière. C'est l'élément invisible qui façonne la nature humaine et peint le fini à l'infini; c'est la chaîne d'or si souvent chantée par les poëtes, la base de la philosophie cachée, que Démocrite, Platon et Appollonius ont été demander aux hyérophantes d'Égypte, aux brachmanes et gymnosophistes de l'Inde. Invisible aux yeux des sens, il faut, pour l'étudier, la vue de l'âme, partage du somnambule ou de l'extatique. Autrefois on entendait la vérité de la bouche d'un prêtre initiateur, aujourd'hui on la voit par les yeux d'un somnambule.

Il existe un fluide magnétique très-subtil, lien, chez l'homme, entre l'âme et le corps; sans siége particulier, il circule dans tous les nerfs et principalement dans le grand sympathique. Il est l'esprit de vie; sa couleur est celle du feu ou de l'étincelle électrique. De là lui vient le nom de *feu vivant* dans les ouvrages des Mages de la Perse et d'*astre interne* dans ceux des alchimistes et des astrologues du moyen âge. Une de ses principales vertus, est la puissance générative, aussi les livres sacrés lui donnent-ils le nom de *feu générateur*. Ame du monde, esprit universel répandu dans toute la nature, il est l'essence et l'esprit vital de tous les corps qu'il anime, de tous les genres dans lesquels il s'incarne et est profondément modifié par tous les milieux qu'il traverse. — Henri Delaage (*Perfectionnement physique de la race humaine.* Paris, Leseigne, 1850.

DE MIRVILLE

Pourquoi cet homme, dont l'état est parfaitement moral et n'a subi aucune modification appréciable, se trouve-t-il investi tout à coup d'une sorte de pouvoir thaumaturgique qui ne se révèle pas chez les autres? Pourquoi sa volonté, sans qu'on en devine la raison et sans le secours de la confiance et de la foi, produit-elle des effets ou curatifs ou désastreux qui sortent tout à fait des voies ordinaires? Pourquoi sa main, douée d'un pouvoir exceptionnel et merveilleux, soulage-t-elle le malade par ces frictions mystérieuses si bien distinguées par les anciens des frictions ordinaires? Pourquoi cette main se laisse-t-elle entraîner à de mystérieux courants? Pourquoi, enfin, et comment peut-elle communiquer à tous les éléments, aux arbres, à l'eau, à tous les objets qu'elle choisit, une puissance exécutive qui révèle, non plus un simple fluide, mais un ministre d'une intelligence et d'une fidélité tout à fait exceptionnelle?

Comme on le voit, il n'y a rien de somnambulisme, et tout se passe à l'état de veille. Donc cette force est toute la merveille de la chose : ou elle est intelligente par elle-même, ou elle a par derrière un souffleur (*spiritus rector*) qui la gouverne et la soutient. — S.-E. de Mirville (*Incumatologie*), Paris, Vrayet de Surcy, 1858).

CLEVER DE MALDIGNY

En 1853, plusieurs circonstances décidèrent de ma conversion au magnétisme. On se l'imagine aisément, ce n'est point à la légère que je me suis rendu. J'avais déployé la résistance universitaire, greffée sur cent doublures de saint Thomas. Ne niez pas, je vais m'expliquer. . . . .

A force de travail, de déceptions et de patience persévérante, je parvins à des découvertes qui font passer pour fou l'enthousiaste assez irréfléchi pour les divulguer inconsidérément.

Hélas! dans combien de déboires et de défaillances j'ai pensé renoncer à la tâche! Et maintenant combien je m'applaudis de n'avoir pas désespéré.

Je ne doute pas plus des phénomènes du magnétisme, que de mes actes les plus usuels, et j'étends la réalité de ces phénomènes aux horizons les plus merveilleux et les plus dignes d'intérêt. — Clever de Maldigny, docteur-médecin.

AUBER

Si les détracteurs du magnétisme, si certains membres bornés des sociétés savantes, magnifiquement ignorants et pompeusement débiles, savaient mieux, ou même savaient un peu ce que c'est que le magnétisme, ils cesseraient de clabauder avec tant d'impertinence contre une science qu'ils ne comprennent pas, et qui finira par les écraser tôt ou tard sous le poids même du ridicule qu'ils s'efforcent de soulever contre elle. — Dr ÉDOUARD AUBER *(Traité de la Science médicale)*.

MIALLE

L'ouvrage que je publie prouve combien est vrai ce que Deslon disait à l'assemblée de la Faculté de médecine de Paris : « Le magnétisme est généralement utile à la guérison des maladies. » MIALLE *(Exposé par ordre alphabétique des cures opérées en France, par le magnétisme animal, depuis Mesmer jusqu'à nos jours.* Paris, 1826, 2 vol. in-8). Cet ouvrage contient au moins cinq cents cures attestées par plus de deux cents médecins.

KIRICO

Ayant eu le bonheur de faire plus ample connaissance chez vous avec le magnétisme, cette science sublime, cette vérité si grande et si persécutée, je croirais manquer à la reconnaissance si je n'adressais à vous, son plus zélé apôtre, l'hommage de gratitude que l'humanité souffrante doit à ceux qui propagent et pratiquent cette science dans sa pureté originelle. Je dois l'avouer, monsieur le baron, j'étais très-incrédule de bonne foi. J'ai étudié, j'ai vu et j'ai cru; depuis j'ai toujours usé du magnétisme dans ma pratique médicale, avec un succès si remarquable, que je considère l'homœopathie et le magnétisme comme les moyens les plus heureux à opposer aux maladies.

Si l'on pouvait donner une autre nom à cette belle science, qui malheureusement, a été dégradée et ravalée par ceux qui l'ont associée au charlatanisme, nul doute qu'elle reprendrait la place que le Créateur lui a assignée et que l'aveuglement des passions universelles lui refuse, en dépit de toute raison, de tout progrès et de toute conscience. Oui, je le répète, l'ignorance, la mauvaise foi ont donné aux yeux des masses un caractère odieux au magnétisme. Le nom seul des magnétiseurs fait frisonner les uns parce qu'ils croïent avoir affaire à des agents de Satan, et les autres, *prétendus savants*, parce qu'ils sont troublés dans leur quiétude, ce dont ils se vengent en lançant ce grand mot : *charlatanisme*. . . . . .

Voici, monsieur le baron, un des faits à l'appui de ce que j'ai énoncé plus haut, c'est-à-dire que le changement de nom de la doctrine de Mesmer vaincrait bien de funestes préjugés.

(Suit la relation de la guérison d'une jeune religieuse affectée d'une grave maladie, qui pour le médecin exigeait une magnétisation. Voici le dialogue qui eut lieu à ce sujet entre la malade et la supérieure du couvent :)

— « Que faites-vous, monsieur le docteur? — Du magnétisme! — Non, non, je ne veux pas, c'est mal, je préfère mourir. »

Et la mère supérieure de faire de grands yeux et de me dire que le magnétisme était défendu. — « C'est bien, ma mère, vous êtes dans l'erreur, mais je ne veux pas vous faire de la peine. La malade souffre beaucoup pourtant, et puisque vous ne voulez pas que je magnétise, voici un moyen de la soulager. » Et je montrai à la bonne mère à faire des frictions depuis le larynx jusqu'aux pieds, lui recommandant d'effleurer à peine le corps et de reprendre la passe où elle l'aurait recommencée. Je lui enseignai à faire des insufflations sur l'épigastre, et je m'en allai. Le lendemain la bonne mère me dit de l'air le plus naïf et le plus étonné : « Docteur, vos frictions ont fait miracle, chaque passe que je faisais à sœur N... amenait le sang en abondance, et elle se sentait si bien..... Ah! que c'est drôle, je n'ai jamais vu des frictions faire un tel effet. — C'est que vous n'avez jamais vu ni su ce qu'est le *vrai magnétisme*. — Comment! — Oui, ma sœur, vous n'avez fait depuis hier que du magnétisme pur, et dites-moi si votre conscience en a été troublée? — Non, monsieur, je n'ai rien fait de mal, au contraire, j'ai constamment voulu faire du bien à ma sœur. Si le magnétisme n'est que cela, je vous assure, docteur, j'en ferai toujours, seulement je ne l'appellerai pas magnétisme. — Eh bien! ma mère, appelez-le *la médecine du bon Dieu.* »

La bonne religieuse continua le traitement sous ma direction, et aujourd'hui la sœur N... est parfaitement remise. — Dr Kirico, de Nice (*Lettre adressée à M. le baron Du Potet*, le 30 mars 1861. — *Journal du Magnétisme*).

COMET

En ma qualité de médecin, à mon âge, pour prendre congé utilement et honorablement du monde, je me suis décidé à entreprendre une publication sérieuse que des circonstances que je dois seulement qualifier d'extraordinaires, m'ont mis à même de mener à bonne fin. . . .

. . . .

Jusqu'en 1838, je ne pouvais, comme le plus grand nombre de mes confrères, ajouter la moindre créance à l'existence de la clairvoyance dans l'état dit de *somnambulisme lucide*. Je riais et je me choquais comme eux de la crédulité des adeptes. . . . .

C'est par ma femme que je me suis trouvé à même d'observer et d'étudier, dans ses diverses évolutions, la manifestation successive des facultés surnaturelles désignées sous la dénomination de somnambulisme lucide, de clairvoyance, d'intuition, d'extase. . . . .

Je veux parler de la lucidité et de la clairvoyance des somnambules, des prodiges qu'ils réalisent et auxquels, il y a trois mois (26 novembre 1839), je ne croyais pas, et qu'aujourd'hui je regrette d'avoir taxés publiquement de manœuvres frauduleuses, de jongleries intéressées.

Il y a des sarcasmes à endurer peut-être, des paroles pénibles à entendre, mais avant d'être convaincu, je n'ai pas accueilli avec assez d'indulgence, pour exiger que l'on ait pour moi plus de bienveillance. Pourtant qu'il soit bien entendu que je ne suis mû par aucun autre motif que l'intérêt de la science et de l'humanité. — Dr COMET, de Paris, chevalier de la Légion d'honneur, ancien professeur d'anatomie physiologique (*la Vérité aux médecins et aux gens du monde sur le diagnostic et la thérapeutique des maladies éclairées par le somnambulisme naturel lucide. — Du Magnétisme animal et de ses effets*, 1861).

CHARPIGNON

Convaincu de la vérité du magnétisme et de sa portée physiologique et philosophique, j'ai cherché à préparer, par divers ouvrages, le grand travail de la réconciliation scientifique. . . . .

Le summum de la lucidité somnambulique démontre la réalité de la faculté de prévision, de vision à distance, de perception des pensées, de l'intuition médicinale. Ces prodigieux phénomènes étant très-exceptionnels et loin de se montrer d'une manière stable et durable, il est impossible d'en faire un art régulier, mais enfin, quelque rares qu'ils soient, ils existent réellement et peuvent rendre des services, comme jeter de vives lumières sur les plus hautes questions de la philosophie et de la physiologie. — La cause de cette lucidité suprême est manifestement dans un rapport intime que l'âme humaine établit avec les êtres ou les choses qui l'impressionnent, au moyen d'un agent intermédiaire qui n'est autre que le principe électro-vital de la nature. — Dr Charpignon, d'Orléans. (*Rapports du magnétisme avec la jurisprudence et la médecine légale.* Germer-Baillière, 1860).

ALEXIS

Lorsque je me sens envahi par le fluide magnétique, il se passe en moi je ne sais quoi d'indéfinissable qui me ravit, me transporte, tend et convulsionne mes nerfs, tord mes membres, bouleverse tout mon être intérieur, s'empare de moi, me possède et m'arrache douloureusement aux réalités de la vie terrestre qui m'environne, pour ouvrir devant l'œil intérieur de mon esprit, des horizons sans fin; à cette sensation première, toujours pénible, succède un sentiment de bien-être, les obstacles matériels devenant plus transparents que le cristal, n'arrêtent plus ma vue. L'univers entier est devant moi, et je puis me transporter d'un pôle à l'autre avec la rapidité de l'éclair. Je puis converser avec les Cafres, me promener en Chine, descendre dans les mines d'Australie, entrer dans le harem du sultan en moins d'une heure, sans fatigue : car l'âme, fille de Dieu, n'a qu'à vouloir pour, semblable à son père, être partout; cette puissance qui triomphe de l'espace et permet à l'âme de se transporter d'un lieu à un autre, n'est rien en comparaison de celle qui la rend victorieuse du temps et qui fait que tous les siècles sont présents à ma vue . . . .

La lucidité prend sa source :

1o Dans certaine maladie qui arrache au corps sa suprématie sur l'âme;

2o Dans une émotion violente qui paralyse l'action des organes et laisse l'âme se soustraire à leur empire;

3o Dans l'inspiration qui s'empare de l'âme, la possède, l'arrache violemment à l'empire des sens;

4o Dans la mortification résultant de la misère, de la maladie, de l'absence de besoins matériels ou du crucifiement volontaire pratiqué par l'ascétisme, le mysticisme, l'illuminisme et le cénobitisme.

Tout le monde n'arrive pas à cet état : il faut, pour ainsi dire, avoir une prédisposition native ; pour moi, je suis si prédestiné à cet état, qu'une femme, un enfant, suffisent pour me plonger dans cet état de lucidité où le temps et l'espace n'existent plus pour moi, de plus, il m'est arrivé souvent, sans être endormi, et sans aucune action magnétique, de donner des preuves de hautes et profondes voyances magnétiques . . . .

Il y a une vérité qui domine toutes les autres, c'est l'existence de l'âme ; si l'on refuse d'y croire, les explications que l'on donnera de la lucidité paraîtront insensées.

Le sommeil magnétique ne dégageant jamais que d'une manière imparfaite et partielle l'âme, il est certain qu'elle n'aperçoit les choses et les personnes qu'à la douteuse lueur d'un crépuscule, aussi le but du magnétisme est de faire connaître les facultés dont jouissait l'homme primitif et adamique, et celle dont jouira l'âme délivrée du corps par la mort. . . . .

Je n'ai pas seulement fait comprendre la lucidité somnambulique et ses merveilleux phénomènes, dont la production préoccupe l'élite du monde intelligent, j'en ai dévoilé les sources, et j'ai tâché de tracer aux esprits méditatifs possédés de l'amour du vrai, une route à travers les mystères de l'infini pour monter jusqu'à Dieu !!! — ALEXIS (*le Sommeil magnétique expliqué par le somnambule Alexis en état de lucidité*. Paris, Dentu).

HENRI DELAAGE

Les esprits superficiels traitent ces phénomènes de jonglerie et de charlatanisme. Il est certain que presque tous les somnambules qui exploitent à Paris la crédulité publique, sont des êtres sans éducation, qui contrefont la lucidité, et, à l'aide d'un *boniment* aux termes vagues et ambigus, *épatent* l'ingénue incrédulité des gobe-mouches. Mais lorsque, comme le somnambule Alexis, on apporte une effroyable précision de détails dans les descriptions, et que, comme nous, l'on possède plus de quatre cents récits d'objets perdus et retrouvés par lui, il est difficile à un esprit logique d'expliquer les phénomènes par le charlatanisme et la jonglerie. — HENRI DELAAGE *(Id.)*.

TARDY DE MONTRAVEL

Ne nous lassons pas de rassembler des faits de toutes parts; répétons et multiplions les expériences; communiquons-les aux autres magnétiseurs, lesquels à leur tour étendront nos lumières en nous faisant connaître de nouveaux faits. Ne nous rebutons pas surtout par ce prétendu ridicule que quelques gens malintentionnés ou mal instruits s'efforcent de jeter sur la pratique du magnétisme. Notre erreur, si c'en est une, est infiniment louable dans son principe et dans son objet : la leur, au contraire, ne pourra manquer de tourner à leur honte. . . . . .

A peine initié dans la science du magnétisme, j'avais été peu à portée d'en avoir des effets bien sensibles; le plus merveilleux surtout de ces effets, le somnambulisme magnétique, ne m'était point encore connu que par des récits que j'avais toujours regardés comme des exagérations plus propres à éloigner qu'à inspirer la confiance, Je ne niais pas cependant : n'étant animé par aucun esprit de corps, n'ayant point l'entêtement du parti, j'aurais cru commettre une imprudence en niant ce que je ne connaissais pas, uniquement parce que je ne pouvais le concevoir . . .

J'étais dans cette situation d'esprit lorsque j'entendis parler des belles expériences de Buzancy. Le merveilleux des faits m'eût peut-être révolté, si le nom de l'auteur n'en avait pas garanti la vérité : je ne fus pas entièrement convaincu; il faut avoir vu des somnambules magnétiques, il faut les avoir suivies pour y croire parfaitement, mais dès ce moment du moins, je désirai d'en voir; je recherchai avec empressement l'occasion de me convaincre par moi-même en répétant les expériences dont je venais de lire le détail. Cette occasion ne tarda à se présenter, et bientôt j'eus la satisfaction de voir se renouveler, sous mes yeux, toutes les scènes intéressantes des somnambules de Buzancy. — TARDY DE MONT-RAVEL (*Essai sur la Théorie du somnambulisme magnétique*. Londres, 1786).

LEPELLETIER D'AUNAY

Si, après cet exposé, on croit mes cures opérées par l'imagination, je dirai : Si, en guérissant l'imagination des malades, on pouvait leur rendre la santé, pourquoi les médecins ne produiraient-ils pas les mêmes effets que les magnétiseurs? C'est qu'il faut, pour combattre les maladies, des remèdes plus actifs et plus réels que les paroles. — Comte LEPELLETIER D'AUNAY (*Revue magnétique*).

DE VILLIERS

Un malade peut trembler de tomber dans les mains d'un médecin ordinaire; mais il n'a rien à craindre avec un médecin magnétiseur : une erreur qui prendrait sa source dans les principes et le mode de magnétisation peut être facilement réparée et n'a jamais de conséquences funestes. Au contraire, la médecine ordinaire est schismatique; et son incertitude tue par avance le malade. — ALEXANDRE DE VILLIERS (*Revue magnétique*).

F. ROUGET

Si le magnétisme, malgré ses cures et ses phénomènes merveilleux, n'a pas fait plus de progrès depuis que Mesmer l'a introduit en France, il faut l'attribuer d'abord : aux opinions divergentes des médecins, des physiologistes et des théologiens, qui ont examiné la question du magnétisme, et ensuite à *l'ignorance* et à *l'immoralité* de certains intrigants, qui se croient magnétiseurs, parce qu'ils ont, comme tous les hommes, la faculté magnétique, et qu'ils ne savent ni ne veulent prendre aucune des précautions capables d'écarter les dangers accidentels que l'on rencontre dans l'application du magnétisme; exploiteurs imprudents, blamables même quand ils ne trompent pas, parce qu'ils ne servent qu'à créer des magnétiseurs de *fantaisie* et de *théâtre*, qui ne savent que jouer et plaisanter avec une arme dangereuse entre leurs mains. — FERDINAND ROUGET (*Traité pratique de magnétisme humain.* Toulouse, Gimet, et Paris, Germer-Baillière).

DE PUYSÉGUR

Les préventions que l'on oppose à l'admission de la chose la plus utile et la plus vraie, étant un résultat si naturel, au reste, de l'habitude que l'on a de l'ignorer, il n'est pas étonnant que le magnétisme, à son aurore, n'ait été considéré par vous que comme une invention de charlatanisme ou comme l'erreur d'une imagination déréglée : ne traita-t-on pas de même, il y a quatre cents ans, l'annonce que le célèbre et infortuné *Christophe Colomb* alla si longtemps faire infructueusement au pied de tous les trônes de l'Europe, de ce qu'alors on appelait le nouveau monde, quoique assurément il fut aussi ancien que les autres.

Ces deux découvertes, Messieurs, peuvent autant mieux se comparer l'une à l'autre, que c'est très-réellement une autre espèce de nouveau monde dans lequel le docteur Mesmer nous a fait pénétrer. — CHASTENET DE PUYSÉGUR (*Lettre à MM. les Médecins de la Faculté de Paris.*)

A. DUMAS

J'ai fait dix ans du magnétisme et particulièrement à

l'époque où j'écrivis mon roman de *Balsamo.* Tout en niant que le magnétisme se soit élevé à l'état de science, j'ai constaté dans mes expériences les phénomènes les plus extraordinaires et surtout les plus inexplicables.

Mon opinion est qu'on en est avec le magnétisme, au point où l'on en est avec les ballons. — On les enlève, — on ne les dirige pas.

Mais pour être resté à l'état de mystère, le magnétisme n'en est pas moins un des spectacles ou des exercices qui ont le droit de préoccuper le plus les esprits, et j'ajouterai même que plus les esprits sont intelligents, plus ils doivent être préoccupés et même étonnés de faits qui ont tout l'air d'appartenir à l'ordre des choses surnaturelles. — ALEXANDRE DUMAS *(la Presse).*

Je suis entièrement de l'avis de M. Alexandre Dumas sur l'état du magnétisme comme science, mais je repousse le surplus de son appréciation.

Comme beaucoup de personnes, M. A. Dumas ne fait qu'une seule et même chose du magnétisme et du somnambulisme : ils offrent cependant des situations bien différentes, car on peut employer le premier sans obtenir ou provoquer le second.

Le magnétisme dont j'ai donné la définition dans ma thèse est, comme je l'ai dit, un moyen thérapeutique énergique qui sert à la guérison d'un grand nombre de maladie; cette action, aujourd'hui expliquée, n'a rien de surnaturelle, et quoi qu'en dise le célèbre romancier, chaque magnétiste expert, peut, à sa volonté, diriger le fluide qu'il émet et lui donner telle ou telle action ou propriété.

Le somnambulisme artificiel, qui est provoqué par le magnétisme, offre seul des effets extraordinaires, inexplicables; mais, nous le répétons, la lucidité parfaite donnée à certains êtres ne doit être utilisée que pour le diagnostic des maladies, ou pour l'étude de choses d'un ordre supérieur. L'offrir en spectacle ou comme distraction, c'est avilir un des phénomènes les plus remarquables, mais qu'on est pas encore parvenu à diriger. — Voilà comme je comprends et comment j'emploie le magnétisme et le somnambulisme.

L'opinion de M. A. Dumas me prouve qu'il n'a fait du magnétisme que pour obtenir le somnambulisme, dont il s'est servi pour décrire une partie des scènes émouvantes et pleines d'intérêt qu'il a rapportées dans *Joseph Balsamo* et autres de ses ouvrages où le surnaturel est mis en jeu.— Ch. H.

CAHAGNET

Parmi les ouvrages que je me suis procuré depuis que j'étudie la médecine magnétique, il en est un que j'ai souvent consulté, c'est celui de M. Alph. Cahagnet. Il a pour titre : *Du Traitement des maladies où Études sur les propriétés médicinales de cent cinquante plantes les plus connues et les plus usuelles* (Paris, Germer-Baillère, **1851**).

La vertu et l'application de ces plantes et les maladies les plus ordinaires dans lesquelles elles sont applicables, ont été étudiées dans ses sommeils magnétiques par l'extatique Adèle Maginot, douée d'une lucidité remarquable, qui avait deux spécialités, la psychologie et la médecine.

M. Cahagnet, en faisant son formulaire, n'a pas eu l'intention d'enlever à la médecine ordinaire sa considération, ni de mettre en doute son savoir; il n'a eu qu'un but, celui d'apporter à cette science sa part de matériaux, fruits de la pratique, de l'expérience et de l'épreuve.

Après avoir cité tant de livres qui ont traité du magnétisme, je devais mentionner celui de M. Cahagnet, non-seulement parce qu'il est plein d'enseignements et de renseignements de toutes sortes sur les maladies, mais surtout parce qu'il peut être très-utile aux personnes qui étudiant les souffrances humaines, cherchent à les calmer, mais qui n'ont pas fait d'études médicales. — Ch. H.

LAMORY

Dans son audience du 15 juillet 1865, la Cour impériale de Rouen a acquitté de la peine de deux mois de prison un pauvre artisan et une pauvre somnambule qui auraient fait précéder leurs passes magnétiques et consultations de certains propos mensongers, de nature à augmenter la confiance du public dans leurs pratiques.

Il va sans dire que la question du magnétisme a été écartée du débat par la justice.

Au temps où nous vivons, quand tant de forces de la nature sont arrivées à être connues et reconnues, après avoir été quelquefois cruellement entravées, l'époque n'est vraiment pas à la proscription, ni de l'étude, ni même de la pratique de phénomènes qui se produisent sans s'expliquer encore.

En attendant, les somnambules de bonne foi qui ne s'abandonnent pas à des fraudes ou à des dissimulations coupables, ne peuvent pas être confondus avec les escrocs; le seul risque à courir peut-être serait une prévention d'exercice illégal de la médecine. L'artisan dont il s'agit et sa somnambule lucide, ont été acquittés d'une condamnation corporelle prononcée par le tribunal du Havre. — L. Lamory, avocat (*Journal de Rouen*, du 16 juillet 1863).

HOMAIS

Une jurisprudence constante a, depuis longtemps, proclamé que le seul usage du magnétisme pour obtenir des révélations ou des guérisons, ne pouvait être considéré comme une manœuvre frauduleuse destinée à persuader l'existence d'un crédit imaginaire dans le sens de l'art. 405 du Code pénal. L'emploi des pratiques magnétiques n'aurait ce caractère que s'il était établi que le sommeil nerveux, au lieu d'être sérieux, était simulé. — A. Homais, avocat (*Nouvelliste de Rouen* du 16 juillet 1865).

Dans une affaire qui a été jugée par la Cour d'assises du Var, les 29 et 30 juillet 1865, l'action du magnétisme a été constatée et reconnue par M. Camille Auban, directeur du service de santé de la marine en retraite, et Jules Roux, docteur en médecine, commandeur de la Légion d'honneur, demeurant tous deux à Toulon, nommés rapporteurs experts dans l'affaire en question.

ÉVÊQUE DE LAUZANNE ET DE GENÈVE

Interrogé de vive voix ou mentalement sur sa maladie ou sur celle d'une personne absente, ou avec laquelle il est en rapport et qui lui est absolument inconnue, ce somnambule, notoirement ignorant la plupart du temps, se trouve à l'instant doué d'une science bien supérieure à celle des médecins : il donne des descriptions anatomiques d'une parfaite exactitude; il indique *la cause, le siége, la nature* des maladies internes du corps humain les plus difficiles à connaître et à caractériser; il en détaille les progrès, les variations et les complications, le tout dans les termes propres; souvent il en prédit la durée précise, *et en prescrit les remèdes les plus simples et les plus efficaces. — (Extrait d'une lettre de l'évêque de Lauzanne et de Genève, à la Sacrée Pénitence.)*

PIE IX

Opinion du pape Pie IX sur le magnétisme animal. — Ce sont ses propres paroles qui vont être rapportées et qu'il adressa, le 14 novembre 1849, à M. Ch. Lafontaine, magnétiseur émérite, dans une audience particulière qu'il lui accorda.

Voici comment M. Lafontaine rapporte cette audience

dans son ouvrage sur l'*Art de magnétiser ou le Magnétisme animal*, Germer-Baillière, Paris, 1860.

« Je me rendis à Portici, et la première parole que m'adressa Sa Sainteté fut de me demander si j'étais de la famille du *bon* Lafontaine, le fabuliste.

« Sur ma réponse affirmative, il s'étendit en éloges. Je lui présentai cet ouvrage : *l'Art de magnétiser*, en le suppliant de vouloir bien l'accepter; il l'ouvrit.

— « *Du magnétisme, dit-il, oh! monsieur Lafontaine, c'est une arme qui peut être bien dangereuse; je ne nie pas, je ne prétends pas nier le magnétisme, c'est un effet physique, ayant une cause toute naturelle; seulement je doute de son utilité.*

« — Votre Sainteté me permettra-t-elle de lui dire que cela dépend du point de vue sous lequel on l'envisage?

« — Si on veut le considérer comme un moyen auxiliaire de la chirurgie et de la médecine, il peut être d'une grande utilité.

« Si on s'attache, au contraire, au côté merveilleux, il peut être dangereux comme toute chose, car il n'y a pas sur la terre une seule chose qui n'ait son bon et son mauvais côté, la religion même.....

« — *Oh! chut!...* me fit le Saint-Père. *Je ne dis pas qu'il ne puisse être utile, mais seulement j'en doute et surtout comme moyen curatif; mais c'est un effet de la nature, comme l'électricité, qui rentre tout à fait dans l'ordre physique.*

« — Votre Sainteté doute qu'il soit utile; cependant il peut guérir toutes les maladies nerveuses; et si vous daignez jeter un coup d'œil sur ce livre, vous pourrez voir, Très-Saint-Père, que dans bien des cas j'ai réussi à guérir des maladies réputées incurables; des paralytiques, des épileptiques, des sourds-muets et même des aveugles... Il y a trois jours, Très-Saint-Père, devant tous les ministres étrangers et devant des familles napolitaines les plus dignes de considération, j'ai fait entendre un sourd-muet napolitain que le directeur général de la douane m'avait envoyé. . . . .

« Alors Sa Sainteté, prenant intérêt à mes explications, me fit beaucoup de questions sur le magnétisme, sur la manière dont je l'employais, sur les guérisons que j'avais produites, etc., etc. Toutes ces questions étaient faites, tantôt en italien, tantôt en français.

« Quand elles étaient faites en italien, je rappelais à Sa Sainteté que je ne comprenais pas, et avec une bonté extrême, le Saint-Père recommençait sa question en français. . . . .

« Et enfin, après m'avoir gardé vingt minutes, Sa Sainteté me congédia en me donnant sa main à baiser et en me disant :

« — EH BIEN ! M. LAFONTAINE, SOUHAITONS ET ESPÉRONS QUE, POUR LE BIEN DE L'HUMANITÉ, LE MAGNÉTISME POURRA BIENTÔT ÊTRE EMPLOYÉ. »

Les paroles du Saint-Père peuvent être regardées comme une approbation donnée au magnétisme, mais au magnétisme employé comme moyen thérapeutique pour la guérison des maladies ; au magnétisme dans son acception simple et naturelle, comme don de Dieu pour soulager notre pauvre humanité.

GASTON FAVIÉ

Vous, plus que tout autre, mon cher Ch. Hue, savez ce que je pense du magnétisme, car depuis que nous nous connaissons, vous m'avez vu bien des fois à l'œuvre comme praticien, et nous avons eu souvent occasion de nous occuper de théorie.

Mais vous voulez avoir mon opinion écrite, pour la joindre, dites-vous, à celles de personnes ayant rang dans le monde savant.

Vous attachez vraiment trop d'importance à mon jugement, et c'est vouloir lui faire beaucoup d'honneur ; cependant je ne puis vous refuser de vous écrire ce que je dis à qui veut l'entendre. La voici donc tout entière, car je ne peux l'extraire d'aucun ouvrage, puisque je n'ai rien fait imprimer sur ce sujet. Si elle est exprimée en termes plus succincts, elle aura du moins un mérite égal du côté de la sincérité et de la conviction.

Dans la pratique que j'ai eu l'occasion de faire en médecine de 1845 à 1853, je n'ai jamais employé, à l'égard des malades qui ont réclamé mes soins, et ils sont nombreux, que ce qu'on m'avait enseigné à l'école, c'est-à-dire l'allopathie. N'ayant jamais été témoin d'aucune expérience sur le magnétisme, je ne le connaissais que de nom, et, à l'imitation d'un grand nombre de médecins, je ne craignais pas de traiter de charlatanisme cette belle faculté, et d'intrigants et de dupeurs ceux qui parlaient ou écrivaient pour elle.

En 1853, un de mes amis me prêta le *Manuel de l'Étudiant magnétiseur,* du baron Du Potet. Je le lus avec attention, après quoi, me sentant fort et bien portant, je voulus, d'après les conseils du maître, essayer de faire de la pratique. Je réussis au delà de toute espérance. Dans très-peu de temps la lumière se fit pour moi.

Depuis cette époque, j'ai opéré, par le magnétisme seul, un très-grand nombre de cures, dont quelques-unes, au dire de gens compétents et de docteurs-médecins distingués, sont très-remarquables. Vous les avez lues vous-même, et telle a été aussi votre opinion. J'ai eu et j'ai encore plusieurs somnambules dont je n'utilise la lucidité que pour le diagnostic des maladies.

Plus je le pratique, plus le magnétisme a de l'attrait pour moi, et plus je le regarde comme un bienfait pour l'humanité.

Mon but, vous le savez, est de contribuer à l'implanter dans les familles, afin que, par lui, les membres bien portants puissent soulager ou guérir ceux qui sont malades.

Je propagerai, autant que je le pourrai, le magnétisme comme agent thérapeutique, et tant pour arriver à ce résultat que pour soulager moi-même, je ne refuserai jamais des conseils qui seront dictés par une expérience et une pratique de douze années.

Je fais des vœux sincères pour que le magnétisme soit officiellement reconnu le plus tôt possible, et pour qu'il soit pratiqué publiquement par les médecins ou prescrit par eux, mais toujours sous leur surveillance, ainsi qu'on le fait au Dispensaire de la Société de magnétisme de Paris. — G. Favié, ancien élève en médecine, autorisé en **1854** par le préfet de l'Ariége à exercer la médecine dans le département où le choléra sévissait, et chargé, pendant la même année, du service médical à l'hôpital civil et militaire de Saint-Dizier et à l'Asile départemental des aliénés: médaille du Ministère de l'Intérieur, à l'occasion de cette épidémie. — Fécamp, 20 août 1865.

ADEPTES DU MAGNÉTISME

Outre les personnes dont je viens de citer l'opinion et celles indiquées dans ma thèse, le magnétisme et le somnambulisme comptent une foule d'adeptes.

En voici quelques-uns que j'ai rencontrés dans mes lectures, ou qui m'ont été cités :

Dans la noblesse : l'archiduc Charles, la reine Hortence, le czar Alexandre 1er, le baron de Reichenbac, la reine-mère d'Espagne, le comte Fresch, le comte Guernon-Ranville, ancien ministre, E. de Tocqueville, ancien ministre, le comte d'Orsay.

Dans le clergé : les abbés Robiano, Faria et Loubert; l'abbé Caupert, professeur de philosophie au grand séminaire de Versailles, qui a traité du magnétisme dans ses cours et qui à publié un ouvrage sous le titre de *Progrès du magnétisme;* l'abbé Bautain, professeur à la Sorbonne, non-seulement a vu et compris les faits magnétiques, mais il les a racontés dans ses cours; le P. Ventura de Raulieu, examinateur des évêques et du clergé romain; Mgr Gousset, archevêque de Reims; Mgr l'archevêque de Dublin, l'abbé Châtel, l'abbé Léone.

Dans le barreau : MM. Bergasse, J. Favre, Crémieux, Bonnelier, Morin, Lagerotte, Bailhaut, Ch. Ledru, Mandaroux, Vertamy, Victor Hennequin, Émile Ollivier, Servaros, procureur-général, Chardel, le juge intègre.

Dans l'armée : les généraux de Lafayette, Cubières, Noizet, comte de Préval, de Rumigny, Daullé, le prince de la Moskowa, le duc de Montpensier.

Parmi les hommes politiques : Manin, Léon Faucher, de Tocqueville, de Lowenhielm, Duchatel, le comte de Lutzelbourg, le comte Tanin, ambassadeur de Russie, le comte Abrial, pair de France, Casimir Perrier, le marquis de Boissy, le duc de La Rochefoucauld.

Parmi les publicistes : MM. Proudhon, Victor Considérant, Léon Faucher, de Tocqueville, Louis Blanc, A. de Lavalette, Ch. Lesseps, Erdan, Paul Meurice.

Chez les littérateurs : Mmes Eugénie Foa, de Girardin, G. Sand, MM. Alph. Karr, Alex. Dumas, V. Hugo, Th. Gautier, Roger de Beauvoir, P. Lachambeaudie, Castil Blaze, Paul Féval, Jules Lovy, Édouard Fournier, de Saint-Georges, Edgar Poe.

Dans les arts : Paul Carpentier, Léon Coignet, Anatole Calmels, Antoine Melbye.

Enfin, d'après les catalogues, il existe aujourd'hui plus de mille ouvrages spéciaux ou scientifiques qui s'occupent du magnétisme et du somnambulisme, sans comprendre les romans et feuilletons qui se sont emparés des faits merveilleux obtenus par la lucidité.

SOCIÉTÉ DE MAGNÉTISME DE PARIS

La Société actuelle de *Magnétisme de Paris* se compose des anciennes sociétés du *Magnétisme de Paris*, *Philanthropico-Magnétique*, *de Paris*, du *Mesmérisme de Paris*, auxquelles s'est annexé *le Jury magnétique* établi, en 1847, par M. le baron Du Potet.

La Société a pour but l'étude, l'enseignement et la pratique du magnétisme. — Ce but est essentiellement scientifique : toute discussion politique ou religieuse y est interdite.

Elle se compose de membres résidents et correspondants divisés en quatre classes, savoir : les membres *honoraires*, les *titulaires*, les *stagiaires* et les *stagiaires-adjoints*.

Les membres ont un signe distinctif dont le port est obligatoire en séance ; il ne peut être porté à l'extérieur. Un diplôme de capacité est délivré aux *titulaires*.

Le titre de membre honoraire est conféré sur la présentation du Bureau aux personnes qui ont rendu des services signalés à la cause du magnétisme.

Sont nommés membres titulaires les membres stagiaires proposés pour ce titre par le Comité d'examen.

Peuvent être reçus membres titulaires, *sans examen*, les médecins et les personnes dont la position est une garantie de capacité et qui peuvent contribuer au progrès de la magnétologie.

Toute personne, en entrant dans la Société, doit prendre l'engagement d'honneur d'observer les statuts et règlements, de n'employer le magnétisme que dans un but moral, et de s'interdire tout moyen ou procédé réprouvé par les convenances.

Les séances se tiennent au siége de la Société, rue de

Grenelle-Saint-Honoré, 35, à Paris, tous les jeudis, les jours de fête exceptés. Une séance expérimentale où le public est admis a lieu le quatrième jeudi de chaque mois, à huit heures du soir. Pour y assister il faut être muni d'une carte d'auditeur que peuvent délivrer les Sociétaires.

La Société rend compte de ses travaux et a pour organe de publicité *l'Union magnétique*.

Le Jury magnétique est une section de la Société de magnétisme. Il a pour but de rechercher les services rendus à la cause du magnétisme, tant en France qu'à l'étranger, et de décerner des récompenses aux personnes qui se sont distinguées, soit par des ouvrages publiés, ou par l'enseignement oral, soit par une propagande active, soit par des cures brillantes, soit par des effets remarquables ou par de nouvelles applications du magnétisme. Les récompenses que décerne le Jury magnétique consistent en médailles d'or, d'argent et de bronze et en mentions honorables.

Tout membre qui ne se conforme pas au règlement est exclu de la Société.

Il est formellement interdit aux Sociétaires qui tiennent des cabinets de consultation de somnambulisme ou autres, de se prévaloir, dans leurs prospectus ou cartes d'annonces, du titre de membre de la Société de magnétisme de Paris. — Toute infraction à cette disposition emporte de droit la radiation immédiate du délinquant.

La Société repousse toute solidarité avec les actes magnétiques qui se passent en dehors de son sein, et elle déclare ne patroner qui que ce soit pour l'exploitation du magnétisme.

Les fonctionnaires actuels de la Société sont : MM. le baron Du Potet, rue Caumartin, 13 ; le marquis Du Planty, docteur-médecin, rue de Monceaux, 20; Filassier, docteur-médecin, rue des Fossés-Montmartre, 16; Hébert, médecin, à Clamart, présidents honoraires; Winnen, rue Bourbon-Villeneuve, 35, vice-président honoraire.

Les membres du Bureau sont : MM. le marquis Du Planty, président ; Louyet, docteur-médecin, rue Saint-Antoine, 22 ; A. Bauche, homme de lettres, rue de Buci, 29 ; Guyomar, docteur-médecin, rue de Rivoli, 84, vice-présidents ; M. Dureau, homme de lettres, rue de la Tour-d'Auvergne, 10, secrétaire général, etc., etc.

Pour les renseignements divers, envois de statuts, réclamations, etc., il faut écrire au secrétaire-général, rue Latour-d'Auvergne, 10, à Paris.

Outre ses réunions hebdomadaires, la Société de magnétisme de Paris est convoquée une fois chaque année en assemblée générale pour étudier, discuter et approfondir toutes les questions relatives au magnétisme, et entendre le compte rendu de ses travaux, présenté par les fonctionnaires et les membres du Bureau.

Cette réunion a eu lieu cette année le 22 juin, sous la présidence de M. le marquis Du Planty, docteur-médecin.

M. le président, dans un discours d'ouverture, a expliqué aux assistants le but de la Société, la partie de la science qu'elle étudie, les résultats de ses travaux. Il a analysé succinctement la part sérieuse du magnétisme raisonnablement compris et convenablement dirigé dans la thérapeutique. Il a insisté surtout sur la nécessité pour les médecins d'augmenter leurs moyens d'action et s'est déclaré convaincu que le magnétisme exercé par les membres de la famille, au chevet des leurs, sous la direction de l'homme de l'art, pourrait rendre des services de tous les instants dans quelques affections qui font le désespoir de la science, aussi bien que dans des indispositions qui, mal soignées au début, peuvent devenir graves.

Il a rappelé que la Société de magnétisme est toujours prête à recevoir ceux qui s'adressent à elle, et que l'enseignement et les soins qu'elle donne sont entièrement gratuits.

M. le docteur Du Planty a su placer, dans son discours,

d'émouvantes images, et il a été plusieurs fois applaudi.

M. Dureau, secrétaire général de la Société, magnétiste émérite, homme de lettres d'une grande érudition, a lu ensuite le compte rendu suivant des travaux de l'année 1864 :

« MESSIEMRS,

« Chaque année, dans cette séance, nous essayons de commenter avec vous nos principaux travaux et les incidents les plus intéressants de l'exercice écoulé. Chaque année aussi, grâce à votre confiance, notre tâche devient plus facile, et nous aimons à constater que sans bruit, sans fracas, et non point sans fruits, vous continuez à étudier avec persévérance l'une des plus intéressantes branches de nos connaissances.

« J'explique, Messieurs, l'intérêt croissant de nos études par cette considération qu'ils ont l'homme pour but. En effet, l'homme, soit que vous le considériez comme l'émanation directe d'une divinité créatrice, — soit que vous le classiez dans l'échelle animale comme un simple règne, le règne humain, et que vous le regardiez aussi comme la résultante des grandes lois de la nature, — l'homme est toujours cette merveilleuse organisation pouvant aspirer et réaliser ici bas les félicités terrestres les plus étendues, ou ressentir les souffrances les plus infimes.

« De plus, il est avéré pour tout le monde que l'homme possède en lui des forces vives, susceptibles d'être modifiées, dont il a souvent le libre exercice et la direction, et c'est cette influence de l'homme, ce sont les manifestations de ces forces, mises ou non en jeu directement par lui, que nous étudions dans les séances hebdomadaires, auxquelles nous convions tous les amis de la science.

« Cette année, comme toutes les autres, nous avons fait une large part à la discussion, sans négliger la pratique. Quelques-uns parmi nos collègues et parmi le public se sont parfois étonnés de ces discussions. D'autres, au contraire, se sont plaints de l'abondance des faits qui, disent-ils, n'apprennent rien à ceux qui savent et sont inintelligibles pour ceux qui ignorent. Il faut rassurer les uns et les autres.

« Une société qui ne discute pas n'a guère de raison d'être.

Une réunion d'individus ayant étudié les mêmes phénomènes, recherchant les lois qui les régissent, constitue, alors que les opinions et les discussions sont libres, une sorte d'aréopage que chacun de nous n'hésite pas à consulter dans les questions douteuses et les cas difficiles. C'est ainsi une ruche commune à laquelle vient s'amasser le miel butiné par tous et destiné, grâce à des moyens de publicité dont ne dispose point un individu, à être publié au profit de tous. C'est le temple où l'on garde le feu sacré; je n'ose pas dire, mes chers collègues, que nous en sommes les prêtresses poétiques, mais nous en resterons à coup sûr les sincères amis.

« Quant aux faits patiemment et sagement observés, ce sont des preuves irrécusables; il ne faut pas cesser de les réunir, de les comparer, de les commenter, sans oublier que la prudence et la patience sont les compagnes inséparables de toute bonne observation.

« L'exposé suivant de quelques-uns de nos travaux pendant l'année 1864, prouvera une fois de plus que notre compagnie, tout en ne négligeant pas les travaux des siens, s'est montrée largement hospitalière pour les communications venues du dehors et qui pouvaient l'intéresser.

« La tâche imposée aujourd'hui à votre secrétaire général ne l'oblige point à louer quand même les travaux de nos associés, non plus à critiquer sévèrement les doctrines émises, encore moins à mettre en doute la réalité des faits avancés. Vous n'excuseriez point un pareil langage, et personne d'entre nous n'accepterait un semblable rôle.

« Cependant vous ne me taxerez point d'exagération si, rappelant les cours faits par M. le docteur Louyet, j'affirme leur intérêt et leur utilité. Le magnétisme considéré comme l'un des puissants moyens de guérir, est enseigné à nos jeunes adhérents avec cette méthode analytique, calme et raisonnée qui convient à l'enseignement de toute science durable. M. le docteur Louyet, vous le savez, est infatigable, et nous n'avons point oublié ni son étude du rhumatisme, ni ses leçons successives sur les maladies nerveuses, ni sa conférence sur le magnétisme examiné au point de vue général de son application dans les maladies aiguës et dans les quelques affections chroniques. Ce cours est, pour ainsi dire, permanent, et en rappelant l'assiduité de M. le docteur Louyet à la direction fatigante du service des magnétisations, en n'oubliant pas que son grade l'oblige à présider souvent nos séances et qu'il trouve encore le temps de nous donner des communications inédites, nous ne pouvons nous empêcher de songer à Deleuze, dont M. le docteur Louyet nous rappelle et les infatigables labeurs et l'honnête modestie. (Applaudissements.)

« A la suite de ces cours, nous citerons nos discussions sur l'accélération du pouls et l'isochronisme parfait des battements des artères chez les sujets magnétisés, sur les procédés de magnétisations à employer dans les névroses, surtout l'épilepsie. M. le docteur Du Planty nous a communiqué plusieurs cas d'éclampsie dans lesquels le magnétisme a été très-efficace.

« Vous connaissez la gravité de cette affection, surtout lorsque la maladie se montre vers la fin de la grossesse. La vie de l'enfant, celle de la mère sont en danger, et trop souvent l'on voit une intéressante jeune femme emporter dans la tombe toutes les douleurs de la maternité sans en avoir connu les joies... Il y a donc un devoir d'humanité à employer le magnétisme en pareil cas, et M. le docteur Du Planty est le premier, croyons-nous, qui ait appelé autrefois l'attention des praticiens sur ce sujet.

« Nous ne pouvons passer sous silence la facilité avec laquelle nos collègues ont pu, sur la voie public, calmer et remettre en état de gagner leur domicile, des individus tombés en syncope ou d'attaques d'hystérie, d'épilepsie, etc. Autrefois, il arrivait le plus souvent que le public, les amis, la police urbaine empêchaient le magnétiseur de donner ses soins à un malheureux couché sur le pavé. Il n'en est plus ainsi depuis quelques années, et grâce à la connaissance plus répandue du magnétisme, le magnétiseur, en semblable circonstance, est presque toujours aidé et protégé par la foule et par l'autorité; c'est là un progrès utile dont notre Société peut revendiquer la plus large part.

« Parmi les communications les plus intéressantes, nous citerons la thèse de M. Falut sur la gymnastique et le massage, et le rôle du mouvement dans la thérapeutique.

« M. F. Fassy nous a remis un document curieux sur la Société de *l'Harmonie* établie à Saint-Domingue avant la Révolution. Nous avons oublié le *Mémoire* de M. le docteur Roux (de Cette) *sur la lucidité*, remarquable travail couronné l'an passé par le Jury. M. Robillard, dans ses *Etudes sur les différents attributs de l'âme humaine*, a examiné la lucidité et cherche aussi à donner de cet état particulier une explication satisfaisante.

« Si les auteurs qui, depuis Mesmer, se sont occupés de ce grave sujet n'ont point encore complétement éclairci la question, on ne peut nier qu'ils ne l'aient servie.

« M. le docteur Guyomar, dans son *Mémoire sur l'Étude du cœur et du cerveau dans le somnambulisme, l'extase et la lucidité*, nous a donné le fruit de longues et patientes observations. Sans parler de la forme de son ouvrage, où la poésie domine peut-être, sans rappeler les idées théoriques de l'auteur à qui des objections sérieuses seront présentées, il faut louer la conviction sincère de notre collègue et sa conclusion, si elle persiste, que la réalité des vibrations au cerveau et au cœur et leur transport de celui-ci à celui-là constituerait un signe certain de somnambulisme. Les considérations biologiques que l'auteur a tirées de ses expériences, qu'il est utile d'examiner et de reproduire, ont engagé plusieurs de nos sociétaires à étudier les faits présentés et à préparer une discussion qui ne peut manquer d'être fructueuse.

« M. le docteur Castle nous a donné deux études pratiques intéressantes sur *la Dysménorrhée et le Rhumatisme*, affections communes et souvent rebelles.

« Un de nos correspondants érudits, M. Constant, savant orientaliste, nous a communiqué la suite de ses *Recherches sur les faits magnétiques observés de toute antiquité en Orient*, et il nous promet la suite de ce travail.

« Personne de vous n'a pu oublier l'étude si remarquable, si complète de M. le professeur Rostan, que son émineut auteur a bien voulu nous permettre de reproduire dans notre recueil.

« Vous vous rappelez, Messieurs, que notre savant maître, l'un des chefs les plus distingués de l'École de Paris, dans l'excellente réponse qu'il voulut bien m'écrire, disait : « Mon travail a au moins le mérite de la vérité ; c'est bien quelque chose par le temps de dénégations qui court. » Cette bonne parole donnait ainsi un démenti formel à tous ceux qui, sur cette grave question du magnétisme, allaient répétant, écrivant, proclamant que le maître avait retiré ses aveux. Et après cette preuve éclatante de sympathie pour nos travaux, que peuvent faire, Messieurs, les déclamations de quelques esprits étroits, ou de quelques hommes, de bonne foi peut-être, attardés sur la route de la science? (Applaudissements.)

« Vous n'êtes pas de ceux qui fuient devant vos adversaires. Laissez-moi vous raconter un incident. En établissant le bilan scientifique de notre Société, je regardais comme un devoir de vous signaler les travaux sérieux de nos adversaires. Quand ces travaux sont le résultat de recherches entreprises sans parti pris, il y a toujours quelque épi à glaner; le magnétisme n'est pas plus parfait que les diverses parties de la science générale de l'homme, et nous pouvons sans rougir modifier parfois quelques-unes de nos idées sur des faits souvent peu connus ou encore inexpliqués.

« Mais malgré mes efforts, je n'ai rencontré aucun ouvrage paru en 1864 dans lequel le magnétisme fût nié ou attaqué. Bien au contraire, il est peu de travaux sérieux, peu de monographies scientifiques dans lesquelles on ne trouve quelques pages intéressantes sur l'objet de nos études.

« Vous ne pouvez considérer comme étant d'un adversaire le travail de M. le docteur de Boret. L'auteur diffère sans doute avec la majorité d'entre vous, sur la cause des phénomènes, mais les faits qu'il considère comme réels sont une fois de plus attestés par un homme de science.

« Je n'omettrai point dans ce rapide coup d'œil rétroactif *l'Étude sur les rapports de l'âme avec le fluide universel*. Son auteur, le docteur Viancin, a été enlevé beaucoup trop tôt, non-seulement au magnétisme, mais encore à la science en général, et l'on peut dire qu'elle a perdu en lui un de ses enfants privilégiés. Le mot enfant s'est échappé de ma plume, permettez-moi de l'y laisser. Il y a, en effet, une sorte de hardiesse enfantine, c'est-à-dire qui ne doute de rien, dans ces théories spiritualistes élevées, mises au service d'un agent considéré comme immatériel, et que l'on cherche néanmoins à matérialiser; mais tout en conservant ses droits, la critique ne peut méconnaître une vigueur de touche, une étude approfondie du sujet et la nécessité de modifier quelques-unes des parties de la science du présent, au profit de la science de l'avenir.

« Dans un ordre d'idées analogues, nous retrouverons M. l'abbé Loubert avec son article *Magnétisme et Somnambulisme*.

Notre journal a également reproduit un intéressant procès-verbal intitulé : *Transposition du sens de la vue*. Nous passons condamnation pour le titre, que vous n'eussiez pas choisi, mais il y a là un fait intéressant de lucidité, selon les uns, de communication de pensée, selon d'autres, attesté par les professeurs Lordat et Kunkholtz, de Montpellier, par le savant et regretté docteur Despine, par le docteur Caisso, l'un de ses sympathiques élèves.

« Citons, parmi les travaux étrangers à notre Société, mais qui peuvent nous être utiles, les remarquables mémoires du docteur Scoutetten, de Metz, sur *l'Électricité dans le sang*, et *l'Électricité des eaux minérales;* la communication faite à l'Académie des sciences par M. le professeur Laugier, qui a saisi l'occasion d'une opération chirurgicale importante, pour entretenir l'Institut de la circulation nerveuse; ses articles divers publiés dans les journaux scientifiques sur la maladie de Morzine. Vous vous rappelez, Messieurs, les faits curieux dont un village de la Savoie a rendu témoins les nombreux visiteurs qui se sont portés de ce côté; faits qui ont dû motiver, de la part du gouvernement italien, d'abord, français ensuite, depuis l'annexion, l'envoi à Morzine de commissions médicales. Il faut lire la relation des commissaires médecins, il faut cette certitude que nous pouvons tous nous transporter, du jour au lendemain, grâce à la voie ferrée, au centre même de cette épidémie, pour croire à la réalité de ces faits bien dignes de l'attention du philosophe, du médecin et du moraliste. Nous avons consigné dans *l'Union magnétique* tous les documents qui pourront servir un jour à l'étude de cette maladie.

« En quittant ce sujet bizarre, vous ne serez pas surpris d'apprendre qu'une vingtaine de procès de sorcellerie ont été jugés dans notre pays. L'état de sorcier est encore fort en vogue; il est lucratif, Messieurs, plus d'un paysan cossu croit encore aux *jeteux de sorts*. Ici un sorcier célèbre guérit les coliques des ânes du pays avec des prières; là un malade revient à la santé après avoir avalé trois petits morceaux de papier couverts de grec et de latin ; un autre se plaint et fait condamner un sorcier qui, l'ayant guéri de l'estomac, n'a pu guérir ses poules !

« Arrêtons-nous sur un sujet plus sympathique. L'Académie française a, en quelque sorte, témoigné en faveur du magnétisme, en enregistrant ce fait si touchant d'une vieille servante, magnétisant de son regard et de sa sollicitude son jeune maître, que les chagrins, la maladie, ont rendu fou, et parvenant à lui rendre la raison et la santé.

« Il faut terminer, Messieurs, cette revue de l'an dernier, non que la matière manque, mais de crainte de fatiguer l'attention de nos auditeurs. Notre feuille périodique enregistre, d'ailleurs, tout ce qui peut intéresser les étudiants et les amis du magnétisme, et nous y renvoyons tous ceux qui auraient désiré nous suivre encore quelques instants.

« Nous terminons ce rapport en rappelant l'état de notre personnel au 1er janvier de cette année. Notre Société comptait 259 membres, savoir : honoraires du Jury et titulaires, 80; stagiaires, 28; stagiaires adjoints, 29; correspondants en France et à l'étranger, 122.

« Nous devons aussi rappeler nos pertes. Nous citerons :

« Un ancien pharmacien des armées, M. Mathieu, que nous pouvions compter parmi nous, est mort après avoir terminé son dernier ouvrage sur les convulsionnaires de Saint-Médard ;

« Le docteur Bachelay, un de nos membres titulaires actifs, nous a également été enlevé ; nous perdons en lui un excellent collègue ;

« M. Paris, qui fut l'un des collaborateurs du *Journal du Magnétisme*, secrétaire de M. le baron Du Potet, et dont notre collègue, M. le docteur Bégué, nous a raconté la vie si simple et si dévouée pour tous ;

« Enfin, le magnétisme a perdu en la personne du docteur Desbois (de Rouen) un adhérent sincère, un médecin distingué et honnêtement indépendant, ainsi que le faisait si sagement remarquer le docteur Grout sur la tombe de son regretté confrère.

« La philanthropie a perdu plusieurs de ses enfants. Il est bon de penser, Messieurs, que l'étude du magnétisme n'est pas seulement destinée à éclairer plus d'une partie obscure de la science. Le médecin magnétiste qui observe les maladies et qui entreprend de les traiter à l'aide des moyens que nous étudions, participe pour ainsi dire aux souffrances comme aux joies de son malade. Il y a un médicament de plus, Messieurs, dans la trousse de ce médecin : c'est sa conviction intime que les organismes, suivant les uns, les propriétés inhérentes à la matière, suivant les autres, les agents et forces vitales, etc., réveillés et mis en activité, peuvent faire disparaître des maux terribles, ou arracher le patient à une mort certaine.

« En admettant, Messieurs, à la fin de ma conclusion, des ordres d'idées métaphysiques bien différentes, j'ai rappelé l'union qui préside toujours à nos débats, parce que nos recherches ont pour but de réaliser, autant qu'il est possible, cette mâle parole du plus grand philosophe de l'antiquité : « Connais-toi ! » et que le résultat de nos efforts est pour nous la satisfaction d'obéir à ce cri intime de la conscience humaine : Fraternité, charité !!! (Applaudissements.) »

D'autres discours d'un savoir profond ont été prononcés ; puis M. Bacot, secrétaire adjoint, a annoncé : 1° que les sommes reçues à titre de dons pour le service spécial du *Dispensaire* s'élevaient à environ 2,000 fr. ; 2° que les magnétiseurs qui s'étaient le plus dévoués à cette œuvre de philanthropie, avaient été récompensés par la barette d'argent.

Enfin le Jury magnétique, institué dans le but de rechercher et de récompenser les services rendus à la cause du magnétisme, a décerné des médailles à plusieurs membres.

Le remarquable rapport de M. Dureau et tous les travaux de la Société sont des titres à la reconnaissance de tous ceux qui cherchent la vérité dans le magnétisme ; ils donneront une idée de la valeur et de l'importance de cette fraternelle et charitable Société dont la devise est :

Cherchons le vrai,
Faisons le bien.

PROJET

DE DISPENSAIRE MAGNÉTIQUE

Je viens d'exposer que pour propager et répandre le magnétisme, la Société de Paris employait tous les moyens dont elle pouvait disposer quant à présent, c'est-à-dire des séances publiques, des récompenses à ses membres actifs, la formation d'adeptes et la publicité de ses travaux par son journal *l'Union magnétique.*

Pour populariser davantage encore ce moyen thérapeutique, la Société a *formé le projet de créer un Dispensaire*, consacré au traitement de toutes les classes de la société, surtout à celle des pauvres. Déjà les malades sont traités gratuitement, à titre d'essai, au siége de la Société, deux fois par semaine, au moyen du magnétisme, sous les yeux de plusieurs de ses membres, docteurs-médecins.

Mais pour arriver à réaliser ce philanthropique projet, tel qu'elle l'a conçu, la Société a besoin d'être aidée et soutenue par les âmes charitables qui désirent le soulagement de l'humanité souffrante et par tous les *vrais* magnétiseurs. C'est pourquoi je me fais un devoir de signaler et de recommander ce projet qui a déjà réuni un grand nombre de sympathies.

Tous les membres de la Société de magnétisme de Paris ont participé à cette œuvre par les souscriptions pécuniaires, plusieurs dons particuliers sont venus s'y joindre, mais il s'en faut de beaucoup que la somme recueillie soit suffisante pour faire face aux dépenses que nécessitera un établissement de ce genre organisé et fonctionnant dans les conditions de ceux qui existent en Angleterre.

C'est donc aux partisans du magnétisme qui ignorent ce projet, surtout à ceux pour lesquels cette faculté n'est pas un moyen d'existence, que je fais appel.

Que chaque magnétiste désintéressé fasse comme moi : après qu'il aura soulagé ou guéri, qu'il tende la main et dise : ***Pour mes pauvres, s'il vous plaît***, en expliquant qu'il destine au Dispensaire magnétique ce qu'on voudra bien lui donner ; il est assuré d'obtenir à ce moment au moins une pièce de monnaie, qui, quelque minime qu'elle soit, aidera à la réalisation du projet que je patrone : « Les petits ruisseaux font les grandes rivières. »

Continuez votre œuvre, hommes de dévouement et de charité qui n'avez jamais rien demandé ni accepté pour le bien que vous avez fait : mais rappelez-vous que vous pouvez faire beaucoup pour la propagation et la réhabilitation du magnétisme si vous mettez en pratique le moyen que je vous indique de recueillir des offrandes.

Et vous, *malades-guéris*, qui devez gratuitement la santé à ce pauvre magnétisme qui ne vous a fait que du bien, et qui pourtant est si ridiculisé, sachez qu'en apportant votre obole à l'entreprise, vous vous acquitterez en partie de votre dette envers l'homme généreux ou l'ami qui vous a donné une portion de sa vie, de sa santé, et en participant à une action qui ne peut qu'être agréable à Dieu, vous coopérerez indirectement à rendre la santé à un grand nombre de vos semblables, qui, comme vous peut-être, ont employé inutilement tous les ***moyens officiels*** de guérison.

CURES MAGNÉTIQUES

Les traités et les ouvrages spéciaux constatent que le magnétisme guérit presque toutes les indispositions et un nombre considérable de maladies qui sont déclarées incurables ou qui sont abandonnées par la médecine ordinaire, et il n'est pas de *vrai* magnétiseur qui n'ait une ou plusieurs cures dans ce genre à constater.

Pour donner une simple idée de la puissance du magnétisme, je vais rapporter succinctement ce que j'ai produit avec cet agent thérapeutique. Pour ménager des susceptibilités, je ne citerai pas de noms.

Mme X..., du midi de la France, jeune femme très-nerveuse, s'est mariée en 1854. Outre plusieurs fausses couches, elle eut deux enfants venus à terme qui moururent peu de temps après leur naissance.

Depuis quelques années, Mme X... était très-souffrante et d'une faiblesse telle, qu'elle ne pouvait monter seule à sa chambre, n'avait plus d'appétit et ne se nourrissait guère que de bouillons, enfin dans certains moments elle avait un dégoût si grand pour la vie qu'il lui arrivait de désirer la mort comme devant apporter un terme à ses douleurs.

Voici dans quelles conditions elle se trouvait lorsqu'elle est arrivée à Fécamp le 1er août 1864 :

Faiblesse générale; perte d'appétit; digestions difficiles; affection de l'utérus; douleurs de reins; descente de matrice; rhumatisme dans les bras, au point de ne pouvoir écrire une lettre sans se reposer plusieurs fois, elle avait même dû renoncer à toucher du piano; *glande au sein gauche* provenant d'un coup reçu; *vue très-faible, névralgies* dans un côté de la tête.

Mme X..., après avoir suivi et fait les traitements de plusieurs médecins sans obtenir d'amélioration, s'était décidée à essayer du magnétisme dans lequel elle n'avait pas de confiance.

A part deux purgations avec la limonade Rogé et des injections avec de l'eau de feuilles de noyer infusées, j'affirme que Mme X... n'a pas fait autre chose, pour sa guérison, que le traitement magnétique et hygiénique que je lui ai appliqué et fait suivre.

A la sixième magnétisation, la malade était somnambule lucide; les conseils et les avis qu'elle m'a donnés dans cet état m'ont été très-utiles et d'un grand secours pour son traitement.

Le traitement, commencé le 4 août, a cessé le 13 septembre suivant, jour où la malade, qui se portait bien alors, retournait chez elle. Les faits ci-dessus et les suivants sont constatés par Mme X..., par son mari et par son beau-frère, ancien étudiant en médecine.

« Mme X... a grand appétit et digère sans aucune souf-
« france. Elle fait des promenades de plusieurs kilomètres
« sans éprouver d'autres fatigues que celles que ressen-
« tent les personnes bien portantes qui n'ont pas l'habi-
« tude de la marche.

« Les maux de reins et la pesanteur qu'occasionnait
« l'affection de l'utérus sont disparus.

« Les forces sont revenues et la malade se sert de ses
« membres pour tout travail et surtout à sa grande joie
« pour toucher le piano.

« La glande sous le bras ne se fait plus sentir; elle est
« complétement fondue.

« La vue est devenue assez forte pour que Mme X...
« ne soit plus obligée de faire usage d'un binocle; elle y
« voit à de très-grandes distances et peut travailler à la
« lumière sans être incommodée.

« Enfin Mme X... n'a plus de névralgies; elle est pleine
« de vie, de santé et est très-gaie. »

Depuis l'année dernière, j'ai reçu un grand nombre de lettres de Mme X..., et à part un rhume et quelques petites indispositions passagères, elle a continué jusqu'à ce jour (1er octobre 1865) à se bien porter. Ses lettres en exprimant sa joie et son bonheur de se trouver si bien, me témoignent tant d'amitié et tant de reconnaissance que je suis heureux et fier d'un si beau résultat.

J'ai obtenu et j'obtiens encore quelques guérisons au moyen du magnétisme, tels que maux d'estomac, de tête, de dents, coliques, douleurs rhumatismales, etc. etc. Celle que je viens de rapporter est la plus remarquable que j'aie à consigner. Elle m'a beaucoup fatigué et épuisé, car j'avais employé une grande force de volonté et d'action, mais je n'avais que six semaines, et je voulais *(comme il faut vouloir en magnétisme)* obtenir une guérison : il s'agissait pour moi d'une dette de reconnaissance à acquitter. J'ai réussi, je suis satisfait et heureux.

J'ai eu de Mme X... des cas remarquables de lucidité de près ou à distance, et j'ai obtenu d'elle des effets et des actions inexplicables, lorsqu'elle était en somnambulisme.

Comme je ne veux constater qu'une guérison, que bien des personnes qui ne sont pas initiées au magnétisme ne croiront déjà pas, il est inutile que je rapporte des faits que l'incrédulité de la plupart de mes lecteurs leur ferait rejeter *à priori*, parce que, pour eux, ils sortiraient encore plus des bornes du possible.

Si j'ai constaté ce cas de guérison, ce n'est nullement pour dire que j'ai fait une cure extraordinaire ni pour me poser comme magnétiseur de profession. Loin de moi une telle intention, car beaucoup de mes confrères en ont obtenu de bien plus difficiles et de bien plus remarquables, et je ne fais du magnétisme que par charité. J'ai seulement voulu appuyer par un fait ce que je venais d'avancer. Quant à pratiquer, actuellement, d'une manière aussi active et si continue, mes occupations et ma santé ne me le permettent plus; mais si mes conseils peuvent avoir quelque utilité, je ne les refuserai à personne.

Faute de documents sous les yeux, je termine ici mes citations. — J'aurais voulu en donner un plus grand nombre, afin d'augmenter les preuves. — Je regrette surtout de ne pouvoir citer l'opinion de tous les magnétistes célèbres passés et modernes.

Bien des personnes me feront un crime de cette publication : elles diront que j'aurais beaucoup mieux fait de m'occuper de mes affaires personnelles, et de laisser aux hommes spécialement versés dans les sciences, le soin de traiter une question médicale des plus irritantes.

D'autres, et même de mes amis, me considéreront avec une sorte d'inquiétude compatissante, comme celle que nous inspirent les gens dont l'esprit n'est pas bien sain.

Quels que soient ces jugements, j'ai fait ma profession de la foi avec conviction et avec la confiance que donnent des preuves. Je m'en réjouis!

C'est du reste un devoir d'honneur pour les adeptes du magnétisme de se lever en masse, de proclamer hautement leur croyance, et de déclarer les motifs de leur adhésion, quelle que soit leur position sociale.

En effet, se renfermer dans un silence systématique ou renier le magnétisme tout en le pratiquant en secret, me paraît incompatible avec la dignité d'une conviction sincère, je dis plus, c'est porter un égal préjudice à la science et à l'humanité.

Pénétré de l'heureuse perspective que le magnétisme deviendra dans un temps plus ou moins long, une science obligatoire pour les médecins, je m'estimerai trop heureux, si en attendant cette époque, j'ai pu, par mon modeste travail et ma conviction, le faire pénétrer dans quelques familles, et exciter chez des hommes instruits et charitables le désir de s'éclairer sur un sujet si intéressant.

Il me reste un devoir bien doux à remplir, c'est de profiter de cette occasion pour remercier publiquement M. Gaston Favié de m'avoir, le premier, initié au magnétisme.

M. Gaston Favié est un de ces hommes exceptionnels, de nature droite et loyale, de vertu sévère et de vie morale. Ancien élève en médecine, il n'a pas moins continué depuis sa sortie des bancs de l'école, non-seulement à se tenir au courant des découvertes qui intéressent la science, mais encore à s'occuper comme amateur de la pratique de la médecine. Le magnétisme ne pouvait manquer d'attirer son attention; aussi s'est-il livré sérieusement à son étude. Il possède sur cette question des documents inédits, fort intéressants au point de vue de la puissance de l'homme sur son semblable. Il a obtenu par cet agent des guérisons remarquables, je dirais même incroyables, si elles n'étaient constatées par ceux qu'il a guéris; mais il y a sacrifié une partie de sa robuste santé : il s'en console en disant qu'elle a profité à de plus malheureux que lui.

Enfin, plein d'affection pour ses semblables, Favié laisse partout sur son passage des preuves de charité, de dévouement et de désintéressement.

Je n'entends pas faire l'apologie de cet homme de bien, mais de tels caractères sont trop rares pour les laisser passer inaperçus, quand l'occasion se présente de les signaler à la reconnaissance publique.

Merci, vaillant et dévoué ami! Mille et mille fois merci pour tout ce que je vous dois.

Ch. Hue,

Membre titulaire de la Société de Magnétisme de Paris.

FIN

TABLE ALPHABÉTIQUE

Pages.

Aphorismes magnétiques.............................. 31
Auber, docteur-médecin (opinion de).................. 57-65
André id. id. 57-60
Alexis (le somnambule) id. 69
Auban, docteur-médecin id. 177
Adeptes du magnétisme 81
Bauche, homme de lettres (opinion de)................ 16
Barreau (F.) id. id. 119
Béranger (Ch.) id. id. 52
Baudot, docteur-médecin id. 54
Beaux id. id. 158
Clergé (opinion du)................................... 18
Chardel, docteur-médecin (opinion de)................ 154
Cricca id. id. 60
Charpignon id. id. 61-68
Cornet id. id. 167
Cahagnet, magnétiseur id. 175
Cures magnétiques..................................... 195
Delapalme, avocat-général (opinion de)............... 123
De Puységur, le marquis (notion sur)................. 137
Deleuze (notion sur).................................. 39
De Puységur (opinion de).............................. 43-75
Deleuze id. 43
Du Potet, le baron (opinion de)...................... 41
Du Planty, le marquis, docteur-médecin (opinion de)....... 43
Dittmar, docteur-médecin (opinion de)................ 48
Dureau, homme de lettres id. 150
Delaage (Henry) id. id. 62-70
Dumas (Alex.) id. id. 73

Pages.

Dispensaire magnétique (le) 94
Evêque de Lausanne et de Genève (opinion de l') 177
Fluide magnétique (le) 7
Frappart, docteur-médecin (opinion de) 41
Favié, ancien élève en médecine id. 179
Guyomar, docteur-médecin id. 44
Gros (Louis) id. id. 49
Gauthier (Aubin), homme de lettres (opinion de) 151
Hébert de Garnay, docteur-médecin id. 44
Houart, id. id. 55
Homais, avocat (opinion de) 176
Kirico, docteur-médecin (opinion de) 65
Lacordaire, l'abbé (opinion de) 121
Léger, docteur-médecin (opinion de) 143
Louyet id. id. 44
Long id. id. 50
Lafontaine (Ch.), magnétiseur (opinion de) 160
Lepelletier d'Aulnay (le comte de) id. 172
Lamory, avocat (opinion de) 76
Magnétisme (le vrai et le faux) 19-1
Médecins (opinion des) 14
Magistrature (opinion de la) 123
Magnétisme (notions sur le) 132
Mesmer (notions sur) 35
Macario, docteur-médecin (opinion de) 53
Marie id. id. 53
Mirville (de), homme de lettres (opinion de) 163
Maldigny-Clever (de), docteur-médecin id. 64
Mialle, magnétiseur (opinion de) 165
Public (opinion du) 13
Philosophes et littérateurs (opinion des) 25
Pigeaire, docteur-médecin (opinion des) 47
Postel id. id. 50
Pape (opinion du) 77
Roux (Louis), docteur-médecin (opinion de) 145
Rostan, professeur id. 49

Pages.

Rouget, Ferdinand, homme de lettres (opinion de)........ 137-72
Roux, Jules, docteur-médecin id. 177
Religieuse (conversion d'une)......... 167
Servan, procureur-général (opinion de)................ 160
Saura, docteur-médecin id. 50
Salzède (de la) id. id. 62
Société de magnétisme de Paris (la)................... 83
Teste, Alphonse, docteur-médecin (opinion de)........... 33-45
Tardy de Montravel................................ 71
Travaux de la Société de magnétisme de Paris en 1864. — Rapport de M. Dureau............................ 86
Vasseur-Lombard, homme de lettres (opinion de)......... 59
Villiers (de) id. id. 72

FIN DE LA TABLE

L'UNION MAGNÉTIQUE

JOURNAL

DE LA SOCIÉTÉ DE MAGNÉTISME DE PARIS

Paraissant les 10 et 25 de chaque mois

ABONNEMENT

PARIS

Par an	10 fr.	»
Pour six mois	5	»
Un numéro	»	50

DÉPARTEMENTS et ALGÉRIE, par an	11 fr.	»
ANGLETERRE, ESPAGNE, HOLLANDE, ITALIE, SUISSE	12	»
BELGIQUE, PRUSSE, TURQUIE	13	»
BRÉSIL	14	»

PARIS

ADMINISTRATION, 10, RUE RODIER

RÉDACTION, RUE LA TOUR-D'AUVERGNE, 10

Paris. — Imp. Émile Voitelain et Cᵉ, rue J.-J.-Rousseau, 15.